Bettina Alberti
Seelische Trümmer

Bettina Alberti

Seelische Trümmer

Geboren in den 50er- und 60er-Jahren: Die Nachkriegsgeneration im Schatten des Kriegstraumas

Mit einem Nachwort von Anna Gamma

Kösel

MIX
Papier aus verantwortungsvollen Quellen
FSC® C014496

Verlagsgruppe Random House FSC® N001967
Das für dieses Buch verwendete FSC®-zertifizierte Papier
Munken Premium Cream liefert Arctic Paper Munkedals AB, Schweden.

6. Auflage 2013

Umschlag: Kaselow Design, München
Umschlagmotiv: Getty Images/Charles Hewitt
Satz: EDV-Fotosatz Huber/Verlagsservice G. Pfeifer, Germering
Druck und Bindung: GGP Media GmbH, Pößneck
Printed in Germany
ISBN 978-3-466-30866-8

www.koesel.de

Inhalt

Einleitung

Warum ein Buch über die in den 50er- und 60er-Jahren Geborenen aus Sicht der Psychotherapie? Menschen dieser Generation tragen häufig eine kollektiv anmutende seelische Verletzung in sich: Sie spiegelt ihre durch die Nachkriegszeit geprägten Bindungs- und Erziehungserfahrungen wider. In der Psychotherapie mit diesen Kindern der – meist – Kriegskinder, manchmal auch ehemaligen Kriegsteilnehmer, zeigt sich eine oft tief empfundene Einsamkeit, ein diffuses, depressives Lebensgrundgefühl, eine Unsicherheit, sich selbst sein zu dürfen, die immer wiederkehrende Frage nach dem eigenen Wert und die Angst vor Gefühlen. Dies ist mir und meinem Mann Heiner Alberti in vielen Gesprächen über unsere seit 25 Jahren praktizierte psychotherapeutische Begleitung von Menschen deutlich geworden. Und so sind viele Gedanken und Ausführungen zur Thematik dieses Buches in der Zusammenarbeit zwischen uns entstanden.

Die Folgen der elterlichen Kriegsbelastung für die erwachsenen Kinder verbergen sich oft hinter einem gut funktionierenden Pseudoselbst. Denn eine Botschaft in den 50er- und 60er-Jahren war auf seelischer Ebene eben ihre Verleugnung: Die Kriegstraumatisierung der Familien war unverarbeitet, das Erleben von existenzieller Not, von unfassbarer Zerstörung, von Verlust, von tiefer Schuld, Beschämung und seelischer Entwurzelung wirkte nach. Die zu Eltern gewordenen ehemaligen

Kriegskinder hatten es teilweise schwer damit, die Seele ihrer jetzt eigenen Kinder in ihrem Bedürfnis nach Liebe und Anerkennung anzunehmen. Sie selbst waren in einer Zeit aufgewachsen, die die seelische Dimension des Lebens eingeschränkt oder zerstört hatte. Die nationalsozialistische Doktrin mit ihrer Idee des »unwerten Lebens« beanspruchte für sich das Recht auf Vernichtung auch bezüglich geistigen und seelischen Seins.

Traumatische Erfahrungen können in Menschen lange weiterwirken und das Fühlen, Denken und Handeln beeinflussen. Aus der Traumatherapie wissen wir, wie viel Mut und schmerzvolle Einsicht, aber auch Befreiung es bedeutet, die eigene Seele wieder öffnen zu lernen, wieder lieben zu können und zu dürfen und Entspannung zu finden. Die Kinder der Kriegskindergeneration blieben zwar von den realen Schrecken des Krieges verschont, in der äußeren Welt herrschte wieder Frieden, nicht aber in der inneren, seelischen Welt. In deutschen Familien spielten sich in den 50er- und 60er-Jahren andere Kriege ab. Der Versuch, mühsam aufgebaute seelische Überlebensstrategien aufrechtzuerhalten, hatte seinen Preis. Erfolgreiche Filme wie *Das Wunder von Bern*[1], *Teufelsbraten*[2] und der schon in den 70er-Jahren produzierte und in der Bundesrepublik zunächst abgelehnte, im Ausland jedoch sehr anerkannte Film *Deutschland bleiche Mutter*[3] versuchen, diese Dynamik aufzuzeigen.

Nicht zu fühlen, was ist, ist einer unserer wichtigsten Überlebensmechanismen bei Bedrohung. Funktionieren, verdrängen, verleugnen, sich zurückziehen, nichts mehr zeigen von der inneren Wirklichkeit – ohne diese Fähigkeiten könnten Menschen in einer traumatischen Situation geistig und seelisch nicht überleben. Krieg ist aber eine der traumatischsten Situationen in dieser Welt, und so verschlossen diejenigen, die den Zweiten Weltkrieg erlebt hatten, oftmals ihren inneren Seelenraum. Dies wirkte transgenerational auf die nächste Generation. Die Kriegstraumatisierung brachte viele Eltern dieser Zeit dazu, der Seele ihrer Kinder nicht begegnen zu können, was bei diesen Selbstverleugnung, Einsamkeit und Lebensangst bewirkte. Der Bindungssehnsucht Raum zu geben und das eigene Selbst zu besetzen, ohne in Narzissmus abzudriften, ist für die Generation der in den 50er- und 60er-Jahren Geborenen vor dem Hintergrund ihrer kriegsbelasteten Familienbiografie eine kollektive Aufgabe. »Unsere Eltern räumten die Trümmer der zerstörten Häuser mit den Händen weg – wir, die nächste Generation, sind mit dem Aufräumen der seelischen Trümmer beschäftigt«, sagt eine 1959 Geborene. Das braucht Verständnis und Anerkennung.

Auch der Zustand der Außenwelt in Kindheit und Jugend der in den 50er- und 60er-Jahren Geborenen hinterließ seine Spuren. Kein Kriegsgeschehen mehr in Deutschland, zum Glück, aber ein chronischer politischer Spannungszustand. Ein dazu 2008 herausgegebenes Heft »Spiegel Special Geschichte« trug den Titel »Der Kalte Krieg – Wie die Welt das Wettrüsten überlebte«. Wie aber wurde das Wettrüsten seelisch überlebt? Die nukleare Bedrohung war vielen über einen langen Zeitraum hinweg gegenwärtig. Die Friedensbewegung der 80er-Jahre bot neben der politischen Zielsetzung die Möglichkeit, der Kriegsangst in einer Gemeinschaft Ausdruck zu verleihen. »Stell dir vor, es ist Krieg, und keiner geht hin« wurde zum geflügelten Wort, das die politische Situation ad absurdum führte.

Im August 1968 war ich durch die berufliche Tätigkeit meines Vaters zufällig in Prag, als die sowjetische Armee die Stadt besetzte. Ein kurzer Geschmack von Krieg, der mich als achtjähriges Mädchen erschütterte. Die plötzlich wieder erlebte Bedrohung durch »die Russen« war für meine 1945 als Kind aus

Ostpreußen geflüchtete Mutter und für meinen 1959 aus der DDR geflohenen Vater, ebenfalls Kriegskind, unaussprechlich. Für mich also eine Ahnung von Krieg – und welch ein Glück, kein Kriegskind gewesen zu sein, sondern nur ein Kind kriegstraumatisierter Eltern, nur ein Kind des Kalten Krieges!

Eine weitere unmittelbare Folge des Zweiten Weltkriegs wirkte weit in die Nachkriegszeit bis 1989: die Teilung Deutschlands. Diejenigen, deren Familien getrennt worden waren, die Eltern oder Geschwister, Freunde und Kollegen im anderen Teil Deutschlands hatten, wurden häufig damit konfrontiert. Kollektiv konnte die Kriegswunde der Spaltung nicht heilen und wird neben aller Freude über die Wiedervereinigung noch einige Zeit des gemeinsamen seelischen Heilungsbemühens brauchen.

Wie erlebt die mittlere Generation die alten Eltern heute, ihre nicht nur altersbedingte Bedürftigkeit? Wie begegnen die heute 40- bis 60-Jährigen der Aufgabe des Generationenvertrages? Geht es hier auch um Versöhnung, um Annäherung, um ein Annehmen des gravierend unterschiedlichen Erfahrungshintergrundes dieser beiden Generationen? Trennt die Kriegserfahrung unwiderruflich die jetzt älteste und durch den Krieg primär traumatisierte Generation von ihren Kindern, die von transgenerationaler Traumatisierung betroffen sind?

Die Folgen für eine seelische Integrität beeinflussen nicht nur das Schicksal eines Menschen vor dem Hintergrund seiner individuellen Biografie. Sie initiieren darüber hinaus ein in die Gesellschaft hineinwirkendes kollektives Geschehen. Das Verstehen von Zusammenhängen, das Betrauern der Familien- und der kollektiven Geschichte, das Erlauben der Sehnsucht und die Wiederermächtigung der Seele können Wege der psychischen Weiterentwicklung ermöglichen. Die Sprache der Seele will wiedergefunden, der innerseelische Krieg beendet werden.

Auch die nächste Generation, die Generation eines wiedervereinigten Deutschlands ohne Kalten Krieg, ist sicherlich noch geprägt von der Suche ihrer Eltern nach seelischer Befreiung, nach Identität und Einbindung und trägt die kollektive Traumaverarbeitung mit. Gemeinsam mit ihrer Eltern- und Großelterngeneration haben die heutigen jungen Erwachsenen darüber hinaus andere Aufgaben durch neue kollektive Bedrohungen. Es gibt jedoch auch andere Spielräume der Lebensgestaltung und Lebenserfüllung. Der wiederzugewinnende Raum für die Seele mag dabei allen Generationen hilfreich sein.

Was weiß ich über meine Eltern?

Erwachsene Kinder kriegsbelasteter Eltern erzählen

»Natürlich weiß ich, wie meine Eltern im Zweiten Weltkrieg gelebt haben. Aber vermag meine Seele dieses Wissen zu fassen? Und wenn nicht, bleiben sie dann unberührt und bleibe ich letztlich mit ihnen unverbunden? Was bedeutet das für meine Seele, bleibt sie dann leer und auf der Suche nach Verbindung und Einklang? Die Kriegserlebnisse meiner Mutter und meines Vaters als Kriegskinder wurden nicht wirklich mitgeteilt, sie kamen manchmal wie nebenbei zur Sprache. So wurde meiner Tochter vom Großvater beim Essen erzählt, wie es war, zu hungern und Kartoffelschalen zu essen. Oder wie er Angst hatte vor den Besatzungssoldaten, als er als Junge 1946 Kohlen klauen ging – sie hatten zu Hause nichts zum Heizen. Meine Mutter erzählte so gut wie gar nichts: ›Lasst mal, es ist lange her, seid froh, dass ihr das nicht erleben musstet‹, war meist ihre Antwort auf unsere Fragen.«

Petra, geb. 1959, Lehrerin

»Mein Vater erzählte immer von seiner behüteten Kindheit, die Mutter habe gut für ihn gesorgt, er habe wohl nicht gelitten im Krieg. Sein Vater war nicht da, aber das störte ihn nicht, er kannte ihn ja eigentlich nicht. Eines Tages las ich seine von ihm aufgezeichnete Biografie und erfuhr mit Entsetzen eine ganz andere Wahrheit: Seine Schwester war an Hungerödemen gestorben, mit fünf Jahren verbrachte er Stunden allein im Luftschutzkeller, als die Mutter gerade bei Nachbarn war. Mehrere Kinderlandverschickungen ohne Kontakt zur Familie zeichneten seinen Weg.«

Uwe, geb. 1963, Sozialarbeiter

»Bei mir war es so: Gewalt war wohl normal in der Familie meines Vaters. Mein Großvater quälte gerne Tiere und später bei der SA dann Menschen. Das wurde erzählt, ohne dass es etwas Besonderes war, auch dass mein Vater am Stuhl angebunden wurde, wenn er nicht aufessen wollte. Den Willen des Kindes zu brechen, gehörte zur Erziehung. Mein Vater prügelte mich jahrelang gnadenlos, das habe ich später als Erwachsener damit in Zusammenhang bringen können – was es nicht besser machte.«

Wolfgang, geb. 1956, Wirtschaftsinformatiker

Übermittelte Geschichten, fragmentarisches Wissen und diffuse Eindrücke zur Kriegsvergangenheit der Eltern oder auch Großeltern sind aus vielen Gesprächen mit in den 50er- und 60er-Jahren geborenen Menschen hier zusammengetragen. Mit einigen gab es ausführliche Interviews, die in diesem Buch zu lesen sind. Die Fragen, die uns in diesen Gesprächen bewegten, lauteten:

- Was weiß ich von der Lebenssituation meiner Eltern zur Zeit des Zweiten Weltkriegs? Wie und wo lebten sie während der Kriegsjahre?
- Was erlebten sie während der Kriegsjahre?
- Waren sie belastenden Erfahrungen ausgesetzt und wie wurden diese verarbeitet?

- Haben die Kriegserfahrungen meiner Eltern Auswirkungen auf mich gehabt, auf unsere Beziehung, auf meine seelische Entwicklung?
- Spüre ich das in meinem Leben jetzt?
- Gibt es davon Spuren in der Folgegeneration, bei meinen Kindern?

Die Aussagen der Interviewpartner vermitteln einen Eindruck über Wissen und Nichtwissen, über viel Fühlen, vielleicht Fühlenmüssen, über wenig Fühlen, vielleicht nicht Fühlendürfen. Sie beschreiben die Auswirkungen der Kriegsgeschichte der Eltern und Großeltern auf die eigene Persönlichkeit.

Einige Beispiele:

»Ich habe mich immer gefragt, warum meine Mutter so hart zu uns Kindern war. Meine Großeltern mütterlicherseits waren herzliche Menschen, sie hatte wohl eine schöne Kindheit auf einem Bauernhof in Pommern. Meine Oma war meine Vertraute, oft wunderte sie sich über das Erziehungsverhalten meiner Mutter mir gegenüber. Wenn ich weinte, wurde ich in eine Kammer gesperrt. Bei Krankheit musste ich trotzdem zur Schule – einmal schickte mich die Lehrerin nach Hause, ich hatte hohes Fieber und eine beginnende Lungenentzündung. Dann fand ich ein Tagebuch meiner Großmutter von der Flucht 1945, meine Mutter war damals zwölf Jahre alt: ›Die Kindheit meiner Tochter ist mit dem heutigen Tag beendet. Ich muss sie jetzt zwingen, erwachsen zu sein, jede Gefühlsduselei gefährdet unser Leben. Wenn wir durchkommen wollen, dürfen wir nicht mehr weinen.‹ Das hat mir das Verhalten meiner Mutter mir gegenüber verständlich gemacht. Gefühle zeigen, Gefühle haben – das ging nicht. Und die

Gefühle ihres Kindes, meine, wurden zur Gefahr für ihre traumatisierte und verschlossene Seele. Mein Weinen, meine Angst, meine Schwäche – das bedrohte sie.«

Anita, geb. 1958, Physiotherapeutin

»Ich erinnere mich an Kriegsgeschichten am Kaffeetisch, es wurde auch erzählt, wie mein Großvater einen Juden einer deutschen SS-Kompanie auslieferte. Eine Geschichte, über die alle lachten, der dumme und gutgläubige Jude! Der pflichtbewusste Großvater! Ich musste hinterher kotzen und zwischen mir und den anderen entstand eine Wand, die ich erst sehr viel später einreißen konnte.«

Klaus, geb. 1966, Arzt

Ein Familientreffen, 75. Geburtstag der Mutter. Alle sind gekommen, mein Bruder, drei Schwestern, die Enkelkinder, noch lebende Geschwister der Eltern. Es gibt Essen in einem bayerischen Gasthof, gestärkte Tischdecken, Kerzenleuchter, Platzkarten. Die Kernfamilie sitzt zusammen, Vater, Mutter, fünf erwachsene Kinder.

›Eleonore, das Fleisch ist zäh.‹ Der Vater brüllt, die Mutter zuckt zusammen. ›Wer hat das ausgesucht, Eleonore?‹ Alle schweigen, schauen auf ihre Teller, kauen. Der Vater ruft nach dem Kellner: ›Nicht mal zum Fünfundsiebzigsten gibt's was zum Essen, ja sind wir denn noch im Krieg?‹ Ich bin 48 Jahre alt und mir gefriert das Blut in den Adern. Kindheitserinnerungen kommen, an das früher häufige Schreien des Vaters am Mittagstisch, das Weinen der Mutter, an die Ausweglosigkeit, den noch eben gemeinsamen Moment. Fragil wie eine Glaskugel ist er schon zersprungen – durch nichts lässt er sich in meiner Seele wieder zusammensetzen.«

Katja, geb. 1961, Ergotherapeutin

»Eine Weihnachtseinladung. Mutter verteilt den Gänsebraten, sie selber nimmt nur trockenes Brot, sorgsam gesammelt von den Vortagen. Vater versucht sie zum Essen zu bewegen, schließlich habe sie doch die ganze Arbeit des Kochens gehabt. ›Ich brauche nichts, ich kann auch von trockenem Brot leben. 44, 45, da war es doch auch so. Glaubt nicht, dass es da mehr gab, warum soll es heute mehr geben?‹

Mir bleibt wie jedes Weihnachten der Gänsebraten im Hals stecken. Auf einmal verstehe ich, warum ich so leicht verzichten kann und was es mir so schwer macht, Wünsche zu äußern. Ich bin 1966 geboren, bin 43 Jahre alt, nicht in Hungerszeiten, sondern im deutschen Wirtschaftswunder aufgewachsen. Sonntags gab es meistens einen Braten mit Kartoffeln und brauner Soße, und doch betonte Mutter immer wieder, wie dankbar wir sein müssten. Oft fühlte ich mich schuldig angesichts des gedeckten Tisches. Niemand schien froh darüber zu sein, dass es zu essen gab, die Eltern aßen mit starrer Miene ihre Bratenstücke. So früh ich konnte, flüchtete ich aus dieser bleischweren Sonntagsstimmung, machte sogar freiwillig den Abwasch, um mich wieder zu spüren. Und mit jedem Wasserstrahl wusch ich die aggressive Trauer der Eltern und meine Verzweiflung von den Tellern. Heute weiß ich, dass meine Mutter Weihnachten 1944 als 15-Jährige vergeblich auf ihren Vater wartete, er sollte Fronturlaub bekommen. Er ist dann nie mehr gekommen.«

Hildegard, geb. 1966, Journalistin

Der familiäre Austausch zwischen den Generationen ist normalerweise geprägt von Geschichten und Anekdoten aus der Vergangenheit. Gemeinsames Stöbern in Fotoalben lässt Erinnerungen aufleben und hilft, sie zu bewahren. Bei Treffen mit Familienmitgliedern über meist drei Generationen zu besonderen

Anlässen können die Kinder teilhaben am kollektiven Familiengeschehen und -gedächtnis. Es vermittelt ihnen eine Zugehörigkeit zu ihrem Familienstamm, und das gibt Verwurzelung. Die Eltern zeigen dabei den Kindern ihre eigene Einordnung in den Familienverband: Sie werden selbst sichtbar als Kinder der Großeltern, zu Bruder und Schwester von Tante und Onkel. So können die Kinder die Kontinuität innerhalb ihrer Herkunftsfamilie spüren und die Kontinuität des Lebens selbst.

Neben einer positiven Verankerung kann es Kindern auch helfen, ungesunde Abhängigkeiten von den Eltern zu relativieren. Sind die Eltern in ihren fürsorglichen Fähigkeiten begrenzt, können konkrete Bindungsangebote von Verwandten an das Kind für seine Entwicklung große Bedeutung haben und es vor seelischer Belastung schützen. Oft spielen die Großeltern eine wichtige Rolle, meist verfügen sie über Zeit und fühlen sich nicht mehr verantwortlich für die Erziehung des Kindes. Menschen, die an einem unsicheren oder traumatisierenden Bindungsverhalten der Eltern litten oder noch leiden, erzählen oft, wie wichtig einzelne, sie unterstützende Familienmitglieder für sie waren und noch sind:

»Besuche bei meinem Opa waren für mich die Highlights des Jahres, er ging mit mir angeln, zeigte mir Tiere und Pflanzen im Wald, nahm sich einfach Zeit für mich – etwas, was mein Vater nie hatte. Ich fühlte mich von ihm ernst genommen – auch etwas, was meinem Vater mir gegenüber ganz abging. Aber schließlich musste er ja auch arbeiten«, erzählt der 51-jährige Peter.

Und die 46-jährige Maria sagt dazu: »Ohne die Schwester meines Vaters wäre ich am Leben verzweifelt. Da meine Mutter immer wieder psychische Zusammenbrüche hatte, war ich oft unendlich traurig. Meine Tante bekam das mit und unterstützte mich so gut sie konnte, ich hatte bei ihr ein zweites Zuhause, jedenfalls für meine Seele. Sie ist jetzt schon 80 und ich besuche sie immer noch gern.«

Die lebendige Weitergabe der familiären Vergangenheit wurde in den 50er- und 60er-Jahren durch die Kriegserfahrungen erschwert. Die traumatisierten Eltern hatten durch den Krieg oft Familienmitglieder verloren, bei vielen betraf das die Väter. Eine 1950 erstellte Statistik zur Vaterlosigkeit der Kinder in Deutschland spricht von drei Millionen gestorbenen und zwei Millionen vermissten Vätern – aber auch Großeltern, Geschwister der Eltern, eigene Geschwister und Mütter starben während des Krieges. Die Einbindung in die Großfamilie war nicht mehr gesichert. Lässt man in den 50er- und 60er-Jahren Geborene einen Familienstammbaum zeichnen, wie es in einer Psychotherapie manchmal gemacht wird, fällt auf, wie oft Großeltern und andere Familienangehörige kriegsbedingt nicht erlebt werden konnten, und erschreckend oft fehlen wichtige Informationen.

Der Dialog über die familiäre Vergangenheit zwischen den Generationen wirkt verschleiert oder verstummt. Im Vergleich zu unbelastet aufgewachsenen Menschen scheint die Fähigkeit, sich wirklich mitzuteilen, von einer kollektiven Sprachlosigkeit im Nachkriegsdeutschland überlagert zu sein. Der für viele notwendige seelische Rückzug führte manchmal auch zum Abbruch noch vorhandener Großfamilien-Zusammenhänge.

Sabine, 1964 geborene Juristin, empfindet darüber oft Trauer: »Meine Mutter ist 1944 geboren, im letzten Kriegsjahr. Sie hat elf Geschwister, sechs ältere und fünf jüngere. Der Vater kam aus dem Krieg nicht wieder, meine Großmutter blieb allein mit zwölf Kindern. Meine Mutter erzählte wenig von ihrer Kindheit, nur, dass es hart war. Ihre sehr belastete Mutter gab wenig Geborgenheit und die Geschwister konkurrierten um die wenige Zuwendung. Auch heute gibt es kaum Zusammenhalt in dieser Großfamilie. Ich habe ungefähr 25 Cousins und Cousinen, kenne aber nur einen davon, von den Tanten und Onkeln nur zwei. Meine Mutter war immer ängstlich und leidend. ›Mama geht es schlecht‹ war ein häufiger Satz in meiner Familie. Mein Bruder und ich haben beide keine Kinder. Erstaunlich bei dieser Großfamilie – aber eigentlich auch wieder nicht.«

Das folgende Interview mit der 1959 geborenen Erzieherin Miriam vermittelt einen Eindruck über die Komplexität der Traumatisierung ihrer Eltern und über die daraus entstandene und auf sie wirkende Familiendynamik. Im Interview danach berichtet Corinna vor allem von den Auswirkungen der Kriegstraumatisierung ihres Vaters auf seine Erziehungshaltung und im darauffolgenden Kapitel geht es um Grundlagenwissen zur Thematik psychischer Traumatisierung unter Bezugnahme auf Kriegstraumata als sogenanntes Man-made-Disaster.

»Ich trage einen Schmerz, der meiner ist und doch nicht meiner«

Miriam, geb. 1959, Erzieherin, erzählt

»Bei uns zu Hause wurde viel erzählt vom Krieg. Es gab hauptsächlich Geschichten von meinem Großvater mütterlicherseits, er war Jahrgang 1896 und schon im Ersten Weltkrieg Soldat gewesen. Im Zweiten Weltkrieg wurde er durch seine Kriegsversehrtheit nicht mehr eingezogen. Meine Großeltern lebten bei uns, mein Vater war früh gestorben. Mein Opa erzählte immer wieder von der Flucht aus Ostpreußen im Winter 1944/45, sie waren Hals über Kopf aufgebrochen. Sie wussten an dem Tag nicht, wo meine damals 18-jährige Mutter sich gerade aufhielt, sie waren getrennt voneinander. Als Kind empfand ich das als sehr beängstigend. Mein Großvater erzählte auch von Erfrierungen, zum Beispiel waren seine Zehen abgefallen, und andere für mich gruselige Geschichten. Sie hatten sich versteckt, es waren schon russische Soldaten im Haus, und er konnte nicht richtig laufen. Ein Fuhrwerk nahm sie mit und sie kamen dann relativ schnell davon. Mich belasteten diese Erzählungen sehr, ich stellte mir alles sehr konkret vor mit meiner kindlichen Fantasie, die Kälte, die Flucht. Ich liebte meinen Großvater, und seine Geschichten berührten mich auf eigentümliche Weise. Ich konnte mich ihnen nicht entziehen.

Meine 1926 geborene Mutter fing erst an zu erzählen, als ich Fragen stellte, mit Beginn meiner Pubertät. Ich wollte wissen, wie sie gelebt hatte in der Zeit. Sie hatte nie das werden können, was sie eigentlich wollte: Lehrerin. Sie konnte bei Kriegsbeginn nicht weiter die Schule besuchen, die sie dafür gebraucht hätte. Am Tag der Flucht versuchte sie noch zu ihren Eltern zu kommen, aber sie verpassten sich und trafen sich erst viel später wieder. Sie nahm ihre Schlittschuhe mit auf die Flucht, und das brachte mich ihr nahe: Ich selbst hatte damals gerade gelernt, Schlittschuh zu laufen, ein Weihnachtsgeschenk von ihr. Sie jedoch hatte sie seinerzeit als Schuhe benutzt, hatte die Kufen abmontiert und lief auf diesen Schlittschuhen.

Sie erzählte viel von ihrer Angst vor den russischen Soldaten während der Flucht, als junges Mädchen wunderte es mich, dass sie mir gegenüber davon sprach, denn es ging um die Angst vor Vergewaltigung. Sie war allein unterwegs und schloss sich zwei flüchtenden, desertierten deutschen Soldaten an, zwei jungen Männern. Und dann kommt eine skurrile Geschichte: Sie verhandelte mit dem einen darüber, ob er mit ihr schlafen wolle. Sie hatte solche Angst vor einer Vergewaltigung und es dann so »das erste Mal« wird, dass sie auf diese Idee kam. Sie wollte wissen, was normalerweise passiert zwischen Männern und Frauen. Ich fand diese Lösung beeindruckend und erschreckend zugleich. Sie übernachteten in einem Schuppen, es passierte nichts und als sie frühmorgens aufwachte, waren beide weg. Sie haben wohl selber Angst bekommen. Ihre Geschichte faszinierte mich als junges Mädchen, und gleichzeitig überforderte sie mich. Aber ihre Angst war mir sehr deutlich.

Sie erzählte noch mehr vom Krieg, vom Alltag, vom Mangel. Alte Kleidungsstücke wurden aufgetrennt, mühsam Neues daraus genäht. Schwer war für sie, alle ihre männlichen Freunde durch den Krieg zu verlieren. ›Wieso hast du erst so spät geheiratet, mich so spät bekommen?‹ Diese Frage beschäftigte mich. ›Na ja, meine Freunde sind gefallen, die Jungen in meinem Alter mussten im letzten Kriegsjahr noch zum Militär, es ist kaum einer wiedergekommen‹, lautete ihre Antwort. ›Die Jungen aus der Tanzstunde waren weg. Sie rissen sich noch drum, Soldat zu werden, sie durften dann schneller Abitur machen. Alle, praktisch alle, sind nicht wiedergekommen.‹

Von den Judenverfolgungen hatten sie angeblich nichts gewusst, es fällt mir nach wie vor schwer, das zu glauben. Sie müssen sich doch zumindest gewundert haben, es lief doch nicht alles nur im Stillen ab.

Sehr geprägt wurde meine Mutter von der ersten Zeit im Sauerland nach der Flucht. Sie kamen in ein Flüchtlingslager, mein Großvater hatte keine Papiere, er stand da und konnte gar nichts machen. Er erkämpfte dann eine kleine Wohnung für die Familie, und als meine Mutter meinen Vater kennenlernte und heiratete, zogen alle zusammen. Aber sie fühlte sich nie wohl dort. Noch Mitte der 60er-Jahre sagte eine Nachbarin einmal vom Balkon aus zu einer anderen über unsere Familie: ›Das ist ja alles Pack aus dem Osten.‹ Dieser Satz verfolgt meine Mutter bis heute, sie ist froh, dort nicht mehr zu wohnen. ›Natürlich haben viele andere auch unter dem Krieg gelitten, aber manche haben zumindest ihr Zuhause behalten und den Ort, an dem sie aufgewachsen sind‹, sagte sie vor Kurzem. Sie waren sehr arm in der Nachkriegszeit, alles wurde genutzt, Seifenreste noch mal in Baumwollsäckchen genäht. Ständig gab es den damals sehr billigen Hering zu essen. Sie drehten wirklich jeden Pfennig um und schafften es, sich etwas aufzubauen.

Ich glaube, dass ihre Vergangenheit sehr auf unsere Beziehung gewirkt hat. Sie hatte um mich als Mädchen sehr viel Angst und da wirkte wohl ihre alte Angst. Mir wurde schon früh vermittelt, dass Männer gefährlich sind, das beeinflusste meine Sexualität.

Ein großes Thema in unserer Familie war: bloß nicht auffallen, nichts Besonderes sein, nicht laut sein, immer schön bescheiden, sich am besten gar nicht rühren. Das lernte ich von Kind an. Und ich war der Sonnenschein meiner Mutter, das war auch eine Last. Sie war auf ihre Art sehr depressiv, obwohl sie immer kämpfte und weiterarbeitete – aber sie trug eben sehr viel Traurigkeit in sich. Ich war wichtig für sie und ich fühlte mich gefangen.

Als Jugendliche fragte ich mich oft, wie das alles geschehen konnte, der Nationalsozialismus, der Krieg – ich kann es nach wie vor nicht wirklich nachvollziehen. Ich überlegte auch: ›Wie hätte ich das wohl gemacht?‹ und kam zu dem Schluss, dass ich höchstwahrscheinlich auch nicht viel Widerstand geleistet hätte. Das ist beschämend. Und immer wieder empfand ich Verzweiflung darüber, dass Menschen so sind. Ich fühlte mich schuldig.

Erst mit 14 Jahren erfuhr ich: Ich gehöre bezüglich der Vergangenheit meiner Familie nicht nur zur Täterseite, ich gehöre auch zur Opferseite. Mein Vater war Halbjude, meine Mutter gab mir diese Information in Bruchstücken. Mein Großvater war

Jude gewesen, meine Großmutter Katholikin, mein Vater wurde 1913, seine Schwester 1930 geboren. Er war Ingenieur, seine Firma schickte ihn 1938 in eine Niederlassung nach Sumatra, um ihn vor der Judenverfolgung zu schützen. Er überlebte dort in einem Internierungslager. Meine bei Kriegsbeginn neun Jahre alte Tante wurde in einem katholischen Nonneninternat unter falschem Namen versteckt. Mein Vater litt sehr darunter, nicht in Deutschland bleiben zu können, nicht anerkannt zu werden. Er war ein sehr intelligenter Mann, er war sehr sportlich – aufgrund seiner jüdischen Abstammung musste er aus seinem Ruderklub austreten. Und es gibt noch mehr solcher Geschichten.

Mein Großvater hatte als Chemiker bis zur Machtübernahme Hitlers einen höheren Posten in der Forschung gehabt und musste ihn aufgeben, er betrieb bis zur Reichsprogromnacht eine kleine Apotheke. Zu wissen, man kann etwas und das wird nicht anerkannt – diese grundlegende Abwertung war auf der Seite der Familie meines Vaters eine große Verletzung. Meine Großeltern überlebten irgendwie in einer schwer zugänglichen Dienstbotenwohnung in Berlin – wie auch immer sie das geschafft haben. Sie blieben die ganze Zeit in Deutschland. Meine noch lebende Tante spricht kaum über ihre jüdische Geschichte. ›Wir sind Deutsche, und jetzt sind wir Christen‹, sagte sie einmal. Ich frage mich manchmal: ›Wie kann es überhaupt sein, dass meine Familie überlebt hat?‹ Es belastet mich, aber kollektiv ist es ein besseres Gefühl. Als Jugendliche in den 70er-Jahren dachte ich: ›Ich brauche mich nicht nur zu schämen für meine familiäre Vergangenheit.‹

Schon als Kind spürte ich vieles von den Lasten meiner Familie, ich trage sie richtig in mir. Sie sind kein Teil meiner ganz persönlichen Erfahrung, aber sie sind nicht weit weg von mir und ich konnte mich nicht davor schützen. Ich finde es auch nicht unbedingt schlecht, es ist ja meine Familie, aber oft denke ich: ›Wie dicht das noch alles ist!‹ Oft fühle ich einen Schmerz in mir, der meiner ist und doch nicht meiner. Und auf der anderen Seite gibt es auch die Freude, das Leben kann so schön sein! Auch diese starken Gegensätze wurzeln in meiner Familiengeschichte. Ich glaube, meine Generation ist da sehr nah dran. Wir hören nicht nur die Geschichten unserer Eltern, wir fühlen sie auch und wir haben sie immer gefühlt.«

Die Geschichte von Miriam lässt die Dimension der transgenerationalen Weitergabe elterlicher Traumatisierung erahnen. Sie zeigt sich in dem seelischen Schmerz, der Miriam schon ihr Leben lang vertraut ist und gleichzeitig ihrer und nicht ihrer ist. Durch die achtsame Hinwendung zu diesem Gefühl kann sie die Geschichte dieses Schmerzes kennenlernen und kommt darüber zu einer Einordnung in die Geschichte ihrer Eltern. Ein tieferes seelisches Verständnis für sie und für sich selbst kann das Ziel eines solchen Prozesses sein.

Im nächsten Interview erzählt die 1963 geborene Kinderärztin Corinna von ihrer Familiengeschichte. Die bei Miriam deutlich gewordenen Themen spielen auch hier eine große Rolle. Darüber hinaus wirkte die Kriegstraumatisierung des Vaters massiv in sein Erziehungsverhalten hinein, was Corinna in ihrer Entwicklung entscheidend prägte. Und es gibt noch einen Unterschied: Während in Miriams Familie relativ offen aus der Zeit des Zweiten Weltkriegs erzählt wird, ist Corinna darauf angewiesen, hinzuhören und zwischen den Zeilen zu lesen.

»Krieg ist das Schlimmste«

Corinna, geb. 1963, Kinderärztin, erzählt

»Über die Kriegszeit wurde bei uns zu Hause nur fragmentarisch erzählt. Mein Großvater mütterlicherseits war überzeugter Nationalsozialist, gegen Kriegsende desertierte er. Ich weiß nicht, ob er jemals seine Haltung noch änderte, darüber wurde nie gesprochen. Er gravierte sich mit einem Kugelschreiber eine Nummer in den Oberarm, um vorzutäuschen, ein verfolgter Jude zu sein. Das ist ihm von der russischen Besatzung in Berlin geglaubt worden – wäre diese Lüge aufgeflogen, wäre er dran gewesen. Eine absurde Geschichte.

Meine Mutter ist 1936 als ältestes von vier Kindern geboren, meine Großmutter verließ während des Krieges mit den Kindern Berlin, sie gingen nach Pommern, um sich zu schützen. Als etwas älteres Kind fragte ich meine Mutter: ›Wie war Krieg?‹ Sie sagte: ›Auf dem Land hatten wir es ganz gut. Aber dann mussten wir von heute auf morgen unsere Sachen packen und flüchten.‹ Sie hatte eine große, von ihr sehr geliebte Porzellanpuppe, die beim Packen kaputtging. Sie musste sie zurücklassen und das hat sie nie verschmerzt, auch als Erwachsene nicht. Warum konnte die Puppe nicht repariert werden? Als Kind nahm mich diese Geschichte sehr mit.

Ein anderes Mal erzählte meine Großmutter, dass nach dem Einmarsch der russischen Soldaten Frauen wie Freiwild behandelt wurden, viele wurden vergewaltigt. Sie galten als Feindesweib. Sie selbst hatte rote Haare und Sommersprossen, und da gibt es folgende Geschichte: Als klar war, dass Soldaten ins Haus kommen, flocht sie sich Zöpfe und legte sich mit ihren vier Kindern ins Bett, zog sich die Decke bis zur Nasenspitze und sagte: ›Unsere Mama ist nicht da.‹ Die Soldaten glaubten ihr – schon wieder eine Notlüge – und sie wurde verschont. Als Jugendliche waren diese Geschichten für mich unvorstellbar. Das sollten meine Großmutter und meine Mutter erlebt haben?

Mein Vater war überzeugter Pazifist. Mein Großvater hatte seine Waffe bei Kriegsende voller Verzweiflung in Hamburg in die Alster geworfen und es sollte nie wieder eine Waffe im Haus geben. Er hätte sie auf dem Schwarzmarkt eintauschen können gegen Nahrungsmittel, die sie bitter benötigten. In der NS-Zeit hatte er einen hohen Posten gehabt als Röntgeningenieur. Mein Vater war zwölf bei Kriegsbeginn, aufgrund eines Herzfehlers wurde er gegen Ende des Krieges, als die 16/17-jährigen Jungen eingezogen wurden, nur als Flakhelfer eingesetzt. Die Hälfte der Jungen aus seiner Klasse starb in diesem letzten Kriegsjahr. Als er mir das erzählte, sprach er wie ein Reporter, schnell und abgehackt, ohne jedes Gefühl. Mich entsetzte das sehr, die Hälfte seiner Mitschüler war gestorben? Ich fühlte es für ihn mit, aber ich blieb damit allein. Zu Hause sprach er sonst nicht viel darüber, außer immer wieder den gleichen Satz: ›Krieg ist das Schlimmste, was es gibt, das darf nie wieder passieren!‹ Als Erwachsene riet er mir, mein Geld in Wohnungen anzulegen. Wenn noch ein Krieg käme, gäbe es diesmal Neutronenbomben, die die Gebäude stehen lassen und nur die Menschen treffen. Nur die Menschen!

Mein Vater ist jüdischer Abstammung von der mütterlichen Seite der Familie. Das blieb lange verborgen, ein Graubereich. Sie hatten einen Feinkostladen im Ruhrgebiet gehabt, wenn wir alte Fotos sahen, wurde manchmal ›jüdische Abstammung‹ gemurmelt. Sprach ich meinen Vater darauf an, stritt er es ab. Erst vor drei Jahren fragte eine Freundin von mir ihn danach und er sagte einfach: ›Ja, natürlich sind wir jüdischer Abstammung, von meiner Mutter her.‹ Durch den hohen Posten seines

Vaters konnten sie Papiere fälschen und so wurde seine Mutter nicht verfolgt – noch eine lebensrettende Lüge. Ihm erzählten sie es alles erst nach dem Krieg, er war ja noch ein Kind und hätte etwas verraten können. Und so schwieg er auch uns gegenüber weiter.

Mit 14 bat ich meine Mutter, mit mir in den Kinofilm *Die Brücke*[4] zu gehen, ein Film über den Krieg, unser Klassenlehrer hatte ihn empfohlen. Meine Mutter sagte nur: ›Den gucke ich nicht, ich habe genug Kriegsgeschichten erlebt und gehört, von Brutalität, von Töten, selbst gegen Kinder – damit möchte ich nie wieder etwas zu tun haben.‹ So sah ich den Film allein und in der Schule wurde auch nicht weiter darüber gesprochen. Meine Mutter zog sich sehr zurück, vor allem vor jeder Form von Politik. Sie begab sich in eine künstlerische Welt und bis auf wenige Geschichten, wie die ihrer Puppe, erzählte sie kaum etwas. Es hieß nur bei beiden immer wieder, wie schlimm es gewesen war, das blieb so stehen, fast ohne Inhalt.

Als Kind wünschte ich mir einmal eine Wasserpistole und mein Vater verbot das vehement. Ich kaufte mir trotzdem eine von meinem gesparten Taschengeld, sie hatte die Form eines Fisches, man konnte das Wasser durchs Maul spritzen lassen, das war lustig. Als mein Vater sie sah, zertrat er sie sofort. ›In dieses Haus kommt keine Waffe‹, brüllte er, ›das ist das Schlimmste.‹ Ich war verschreckt von solchen Ausbrüchen und merkte daran, wie angespannt er war.

Er lebte den Krieg über in Hamburg und erlebte die Bombardierung der Stadt mit. Als Kinder sammelten sie Bombenreste und versuchten sie zu zünden. Während einer Situation mit Bombenalarm und Verdunklung bekam er Angst: ›Wenn jetzt die Wehrmacht kommt, glauben sie, ich mache dem Feind Zeichen.‹ Er hatte seine gebastelte Bombe schon gezündet und hielt seine Hand darüber, er hat dort immer noch eine große Narbe. Auch diese Geschichte erzählte er im Reporterstil, mit großer Distanz. Und ich fühlte: ›Besser nicht nachfragen.‹

Auch mein Vater hielt sich aus allem raus und wollte auf keinen Fall etwas mit Politik zu tun haben. Wir lebten sehr abgeschlossen und isoliert, wie in einer Eizelle. Es kam kaum Besuch, auch nicht von Verwandten, das war unüblich zu der Zeit. Die Mutter meines Vaters wurde nach dem Krieg zur Alkoholikerin, sie wurde es, als ihr Mann, mein Großvater, starb. Nachbarinnen von ihnen erzählten uns, er sei wie verrückt gewesen nach Kriegsende, er war nicht mehr richtig da, er sei nie mehr ein normaler Mensch geworden. Und er habe große Schuldgefühle gehabt. So ist er eigentlich an den Kriegsfolgen gestorben.

Die Kriegserfahrungen meiner Familie und besonders die meines Vaters hatten große Auswirkungen auf mich. Das Abgeschottete unserer Familie zum Beispiel war eine Kriegsfolge. Die erlebte Not meines Vaters in den Hungerzeiten führte dazu, dass wir Kinder zwanghaft immer alles aufessen mussten, auch braucht er heute noch Handtücher bis zum letzten Faden auf. Als Kind fand ich das ganz normal. Als ich später von zu Hause wegging, war ich manchmal erstaunt, wie andere Leute leben. Bei uns gab es kein Genießen, auch ausruhen durfte man sich nicht, es musste ständig etwas getan werden. Wenn ich ruhig in meinem Zimmer saß, kam mein Vater oft herein, um zu kontrollieren, was ich gerade machte. Wenn ihm nichts Besseres einfiel, stellte er mir Mathematikaufgaben, Hauptsache, ich war beschäftigt. Der Sinn war wohl, keine Ruhe aufkommen zu lassen, dann hätten ja Gefühle kommen können. Aber alles, was mit Gefühlen zu tun hatte, musste bekämpft werden, er hatte unglaubliche Angst vor Gefühlen. Als ich mich als kleines Mädchen einmal gestoßen hatte und weinen musste, sagte er: ›Da braucht man nicht zu weinen. Wenn man ein richtiger Mensch werden will, kontrolliert man sich.‹ Mit diesem Satz bin ich groß geworden. Mein Vater brachte mir auch bei, mit sehr wenig auszukommen. Eine Kanne Tee für die ganze Familie, den ganzen Tag nichts anderes – ich schätze es auch, das von ihm gelernt zu haben.

Er trainierte mich von Anfang an körperlich, zum Teil brachte das Spaß, aber oft ging es auch über meine Grenzen. Mit drei Jahren schon kannte ich das Wort ›Abhärtung‹. Da schließt sich ein Kreis, er war in der Hitler-Jugend gewesen und kannte Abhärtung aus seiner Kindheit. Es gibt da ein Hitlerzitat: ›Ich will eine Jugend, die stark ist wie ein Raubtier. Die Welt soll sich fürchten vor unserer Jugend.‹ Das passt dazu gut. Du kannst alles schaffen, wenn du dich nur hart genug anstrengst. Wenn ich weinen musste, wurde es umso härter und es gab diesen normalen, mitmenschlichen Punkt nicht: Wenn man alles gibt und nicht mehr kann und um Gnade bittet – irgendwo müsste doch dann ein Moment der Erlösung kommen. Aber diesen Moment gab es nicht. Damit bin ich aufgewachsen. Ich musste barfuss über Nussschalen laufen, über Disteln, sogar über Glasscherben. Möglichst viel aushalten war die Devise. Es bedrohte mich und machte mich traurig, und gleichzeitig gab es eine Freiheit, seinen Körper so kontrollieren zu können.

Später gab er mir Bücher über Heldinnen, über Frauen, die sich durchschlagen können. Ich glaube, er wollte, dass ich abgehärtet bin, wenn noch mal ein Krieg kommt. Vielleicht wollte er mich schützen. Er hatte immer die Angst, er könnte noch einmal passieren, der Krieg, und ich sollte gerüstet sein. ›Du schaffst es‹ wurde mein Mantra. Ich wusste immer in meinem Leben, wenn ich etwas wirklich will, werde ich es schaffen. Es ist keine schlechte Überlebensstrategie, so durchhalten zu können. Aber mich entspannen, nichts tun – das musste ich erst lernen. Ich habe es lange Zeit geübt in meinem Leben und übe es immer noch. Nichts tun, einfach da sein, einfach hinspüren – das kann so wichtig sein …«

Psychisches Trauma und seine Auswirkungen auf die Seele

Psychische Traumatisierungen sind unsere Seele überfordernde Erfahrungen. Sie führen zu Verletzungen und langfristigen Veränderungen im seelischen Erleben.

Die Folgen von psychischen Traumatisierungen sind inzwischen gut bekannt: Betroffene ziehen sich zurück aus Beziehungen, sie »funktionieren« nicht mehr richtig bei Anforderungen oder stürzen sich vehement in Arbeit, um sich zu betäuben. Die Gefahr von Alkohol- und Tablettenkonsum steigt. Traumatisierte Menschen entwickeln ihnen selbst oft unverständliche und der Situation unangemessene Ängste. Sie sind schreckhaft und chronisch unruhig, immer auf der Hut oder immer auf der Flucht. Sie leiden an mangelnder Impulskontrolle, das heißt, sie können aufsteigende Wut oder Verzweiflung nicht ausreichend steuern, was auch zu Leid bei anderen führt. Insbesondere Kinder sind dann der Gefahr einer sich gegen sie richtenden elterlichen Aggression ausgesetzt.

Psychisch traumatisierte Menschen können durch die verbleibende innere Anspannung ihr folgendes Leben wie ständig in der Krise empfinden – innere Ruhe, innerer Friede kommt ihnen abhanden. Die Frustrationstoleranz für Stress sinkt, jede neue seelische Belastung kann als Überforderung oder als Katastrophe erlebt werden. Die Fähigkeit, Leid zu ertragen und zu verarbeiten, scheint ausgeschöpft, auch normale Anforderungen sind schwer tragbar.

Eine latent gereizte, aggressive Stimmung kann die Folge sein, oder aber eine latent traurige, depressive Gestimmtheit breitet sich aus. Dadurch entstehen Isolation, Unerreichbarkeit für andere und Unverbundenheit mit anderen. Traumatische Erfahrungen werden oft aufgrund ihrer erfahrenen existenziellen Bedrohung vergessen, verdrängt und abgespalten. Jede Erinnerung würde den die Seele ehemals massiv überfordernden Schrecken wecken, und so haben wir gute Möglichkeiten, uns vor belastenden Erinnerungen zu schützen. Sie sind damit auch der Kommunikation mit anderen Menschen nicht zugänglich. Sie können sich aber nonverbal in der Körpersprache und im Ausdruck eines Menschen zeigen. Hinter psychischen Symptomen wie Ängsten, Depressionen, Zwängen, Schlafstörungen, Albträumen und psychosomatischen Erkrankungen verbergen sich manchmal traumatische Erfahrungen. Da sie häufig auf das Verhalten im sozialen Miteinander wirken, entstehen auch Beziehungsprobleme, vor allem in der Regulierung von Nähe und Distanz: Die Angst vorm Alleinsein am einen Pol und die Angst vor Berührung und Verbundenheit am anderen Pol zeigen das innere Spannungsfeld eines traumatisierten Menschen.

Durch die noch relativ junge Traumaforschung sind langfristige Folgen überfordernder seelischer Belastungen ins Bewusstsein gekommen. Erst in den 80er-Jahren wurden die Erkenntnisse vermehrt wahrgenommen und in Medizin und Psychotherapie integriert. Seitdem gibt es in diesem Feld einen Boom psychologischer Forschung. Gute Behandlungskonzepte für psychisch traumatisierte Menschen und Fortbildungsangebote für Psychotherapeuten, Ärzte und Krisenhelfer wurden entwickelt. Die Beiträge von Peter Riedesser[5], Gottfried Fischer[6], Luise Reddemann[7], Ulrich Sachsse[8], Michaela Huber[9] und Renate Hochauf waren dafür innovativ. Neurobiologische Forschungen, unter anderem von Gerald Hüther, Joachim Bauer, Gerhard Roth und Manfred Spitzer, unterstützen das psychologische Wissen und die klinischen Erfahrungen maßgeblich und ermöglichen ein tieferes Verständnis von traumatischem Stress. Das komplexe Wissen über Trauma kommt langsam auch in weiten Teilen der Bevölkerung an. Und das ist gut so.

Krieg ist – gleichwohl er von Menschen gemacht und entschieden wird – für Menschen eine der größten psychischen Belastungen überhaupt. Für das seelische Erleben ist Krieg ein Extremzustand für alle davon Betroffenen und daran Beteiligten, für die Täter ebenso wie für die Opfer. Über die seelischen Folgen von Krieg nachzudenken, führt zu einer Bewusstseinsveränderung. Traumatische Erfahrungen wie Krieg haben Langzeitfolgen, und das gilt insbesondere für solche, die in Kindheit und Jugend gemacht werden – einer Zeit, in der sich die Persönlichkeit mit ihrer Seele in Entwicklung befindet und je nach Alter besonders verletzlich ist. Erfahrungen von lang andauernder Not und immer wiederkehrender existenzieller Bedrohung sind unmittelbar mit dem Krieg verbunden. Das Miterleben der normalerweise nicht vorstellbaren Destruktionsfähigkeit von Menschen – das Erleben von Vernichtung, von Zerstörung, von Töten und Sterben, von Brutalität – gehört zum schrecklichen Erfahrungsspektrum des »gesellschaftlichen Ausnahmezustands Krieg«, wie Ludwig Janus[10] es nennt.

Krieg ist ein sogenanntes Man-made Disaster: ein von Menschenhand initiiertes und herbeigeführtes Katastrophenszenario. Es wirkt anders als traumatische Erfahrungen als Folge von Naturgewalten oder Unfällen. Bei Erdbeben oder Hurrikans, bei Verkehrsunfällen, Gasexplosionen und Hausbränden werden ebenfalls massiver Schrecken, Bedrohung und Ohnmacht erlebt. Die Menschen bleiben jedoch innerlich beieinander. Der Tsunami im Dezember 2004 zum Beispiel weckte als ein Ausdruck davon eine vorher nie dagewesene globale Hilfsbereitschaft der Menschen-Weltgemeinschaft. Ein Man-made Disaster jedoch – ein Überfall, eine Vergewaltigung, eine Entführung, ein Raub, ein Mord und eben auch ein Krieg – trennt Menschen voneinander. Es gibt Täter und Opfer, es gibt Angreifer und Angegriffene, es gibt Sieger und Besiegte, es gibt Gewinner und Verlierer, es gibt Profitierende und es gibt unendlich Leidende. Das Vertrauen in andere Menschen und damit das Vertrauen in die Welt und ins Leben werden tief greifend erschüttert. Als soziale Wesen leben wir in vertrauensvoller Gemeinschaft mit anderen Menschen und beziehen daraus Sicherheit, Hoffnung und Lebenskraft. Dies gilt insbesondere für Kinder.

Traumatische Erfahrungen können familiäre Beziehungen hochgradig beeinflussen, kollektive Erfahrungen wie Kriegstraumatisierungen führen darüber hinaus zu veränderten Werten und Normvorstellungen der gesamten Bevölkerung.

Auch die Bewältigungsmuster traumatischer Erfahrungen können sich kollektiv manifestieren. Ihre Weitergabe an die Folgegeneration erfolgt über die Bindungsbeziehung zu den Kindern. Solche transgenerationalen Traumatisierungen vermitteln sich halb bewusst oder unbewusst, sprachlich oder nonverbal. Trauma kompensatorische Stressmuster können im Moment des Elternwerdens besonders aktiviert werden, zum Beispiel in Reaktionen wie seelischem Rückzug, Abspaltung eigener Bedürfnisse, Überbetonung des Leistens und Funktionierens. Oft bedeutet dies auch den Verlust des Zugangs zum Fühlen. Einst mühsam aufgebaute psychische Überlebensmechanismen können erschüttert werden, wenn ein Kind geboren wird, Anspannung und Aggression, diffuse Ängste und Depression sind ein Ausdruck davon. Der Umgang mit den eigenen Kindern braucht seelische Beweglichkeit. Elternsein erfordert den Aufbau eines seelisch lebendigen Raumes, in dem sich die Drei-Einheit Mutter-Vater-Kind finden kann.

Kinder kommen allein schon durch ihre natürliche Lebendigkeit mit dem Abwehrverhalten von traumatisierten Eltern in Berührung. Sie geraten in eine Verflechtung mit verdrängten elterlichen Erfahrungen und ihren Folgen. Eltern mit einer eigenen Geschichte von Bindungsunsicherheit, von erfahrener Ablehnung und Einsamkeit können ihr Kind als frustrierend erleben, wenn es ihre Bedürfnisse nach Geliebtsein nicht beantwortet. Durch eine durch traumatische Erfahrungen entstandene niedrige Stresstoleranz werden sie vielleicht auf das Schreien ihres Babys so reagieren, als würden sie selbst zurückgewiesen. Oder sie erleben es als Angriff auf ihre Elternkompetenz, nicht gut genug zu sein, und damit als Angriff auf ihr unsicheres Selbstwertgefühl. Das Schreien eines Kindes kann dann nicht als eigenständiger Ausdruck seines Bedürfnisses gesehen werden, es wird vielmehr erlebt als überfordernder Stress, den es nicht elterlich-fürsorglich zu beruhigen, sondern auszuschalten gilt. Solche Dynamiken bereiten unter anderem den Boden für körperliche und seelische Gewalt gegen Kinder und, oft besonders unverständlich, gegen Babys. Um das eigene psychische Gleichgewicht aufrechtzuerhalten, wird der kindliche Lebensausdruck bekämpft. Denn Lebendigkeit heißt auch: fühlen. Das, was ist, nicht mehr zu spüren, ist aber eine Möglichkeit, traumatische Erfahrungen zu kompensieren. So gehen die Wahrnehmung für das Kind und die Empathie für seine Seele verloren.

Aus der neurobiologischen Forschung wissen wir, dass psychische Traumatisierung auch eine somatische Beeinträchtigung der stressverarbeitenden Systeme bewirkt. Nach Gerald Hüther führt eine erfolgreiche Stressbewältigung normalerweise zur

Bahnung neuer neuronaler Netzwerke und damit zur Stabilisierung der neuen Erfahrungen. Ist Stress jedoch unkontrollierbar und damit überfordernd, kommt es zur Auflösung von neuronalen Bahnungen im Gehirn. Im Extremfall des Erlebens wird aus einer unkontrollierbaren Stresssituation traumatischer Stress. Der Unterschied zwischen einer akuten kontrollierbaren Stresssituation, an der wir bestenfalls lernen können, und einer chronisch unkontrollierbaren, traumatischen Stresssituation wie zum Beispiel Krieg ist deutlich. Gehirnphysiologisch kommt es bei der unkontrollierbaren Stresssituation zu einer Überaktivierung der Amygdala, der Mandelkernregion im limbischen System unseres Gehirns.

Die Amygdala ist ein stammesgeschichtlich sehr alter und tief liegender Gehirnbereich und für die Stressregulation von essenzieller Bedeutung. Das hier sitzende Panik- und Furchtsystem schützt uns und sorgt auf einem stammesgeschichtlich sehr alten Funktionsniveau für das Überleben. Angst ist von allen unseren Gefühlen das Überlebenswichtigste. Würden wir keine Angst empfinden, wären wir schnell verloren, im Dschungel ebenso wie im Großstadtstraßenverkehr. Die Amygdala nimmt bedrohliche Reize auf und verarbeitet sie. Hier entsteht die bei Bedrohung so wichtige Reaktion des Fight or Flight – Kämpfen oder Flüchten. Die dritte Möglichkeit einer Reaktion auf existenzielle Bedrohung ist das Sich-tot-Stellen, der »Freeze-Zustand«. Bei Tieren ist er eine lebensrettende Maßnahme, kann doch ein Raubtier oder ein Raubvogel ein Beutetier in Bewegung sehr viel besser wahrnehmen als ein bewegungsloses.

Unsere Reaktionen auf eine Aktivierung der Amygdala sind kaum bis gar nicht vom Willen steuerbar. Viele Menschen kennen dies aus eigenen Erfahrungen, in denen sie Angst oder Panik erleben. Der stammesgeschichtlich ältere Teil unseres Gehirns übernimmt in Notsituationen wie einer traumatischen Stresssituation die Führung und koppelt sich von dem für unser planerisches und steuerndes Denken zuständigen Gehirnbereich, dem Frontalen Cortex, ab. Dies ist auch ein Grund, warum Menschen in akuten traumatischen Situationen, etwa bei einem Verkehrsunfall, oft nicht ansprechbar sind – die Verbindung zu den kortikalen Strukturen mit dem Sprachzentrum ist gehirnphysiologisch unterbrochen. So kann schnell und effektiv für das Überleben gesorgt werden.

Professor Ulrich Sachsse brachte in einem Vortrag[11] über psychische Traumatisierung folgendes Beispiel zur Verdeutlichung: »Wenn Sie einem Säbelzahntiger am Waldrand gegenüberstehen, dürfen Sie nicht mehr nachdenken, ob es ein afrikanischer oder ein indischer Tiger ist. Sie müssen sofort fliehen – das Nachdenken könnte Sie die Zehntelsekunde kosten, die Sie fürs Überleben brauchen!«

Die Amygdala wird interessanterweise bereits in der siebten Schwangerschaftswoche der Embryonalentwicklung angelegt und ist schon vor der Geburt voll ausgebildet und funktionsfähig. Der Frontale Cortex dagegen ist erst etwa um das 22. Lebensjahr herum ausgereift. Für das Verständnis der Auswirkung von vorgeburtlichem Stress ist dies bedeutsam: Schon pränatal angelegte Erregungsmuster bleiben bestehen und können nach der Geburt aktiviert werden. Dies ist wichtig für das Verständnis des Schrei-Baby-Syndroms oder der Hyperaktivität von Kindern, aber auch für andere psychische Symptomatiken, die sich im Lebensverlauf herausbilden.

Stressverarbeitung und Stressregulation brauchen als Unterstützung sichere soziale Bindungen. Vor allem Kinder mit ihren sich entwickelnden Fähigkeiten sind darauf angewiesen. Wie früh dies abhängt vom sicheren Kontakt zu den Eltern, zeigen neurobiologische Forschungsergebnisse von Michael Meaney über transgenerationalen Stress und Stressabbau.[12] In einem Experiment mit Ratten wurde nachgewiesen, dass erst das Lecken der Jungen durch das Muttertier zur Expression des Gens führt, das die Glukokortikoid-Rezeptoren im Gehirn aktiviert. Diese wiederum sind für die Regulierung des Stresshormons Cortisol von Bedeutung, was zur Aktivierung und Beruhigung von Angst beiträgt. In Experimenten konnte nachgewiesen werden, dass Rattenmütter, die selbst keine Beruhigung durch ihre Elterngeneration erfahren hatten, dies auch nicht an ihre neugeborenen Jungen weitergaben – ein einfaches Beispiel, wie eine Stresserfahrung transgenerational weitertransportiert wird. Diese Ergebnisse können problemlos auf den Menschen übertragen werden.

Statistiken über Gewaltverhalten und Gewaltkriminalität zeigen, dass 26 Prozent ehemals kindlicher Opfer von Gewalt zu Tätern werden und Erwachsene der Gefahr ausgesetzt sind, eigene Misshandlungserfahrungen an ihre Kinder weiterzugeben. Selbst misshandelte Eltern projizieren für sie negativ besetzte, verbotene Selbstanteile auf das Kind. Das kindliche Verhalten, sein Weinen, seine Wut, das Zeigen von Bedürfnissen, wird durch die Überlagerung mit der eigenen Erfahrung völlig falsch verstanden. Kollektiv wurde dies in der Vergangenheit zum Beispiel fehlgedeutet im Bild des Säuglings und Kindes als kleinen Tyrannen, der sich nur durchsetzen will. Man hatte ihn sich durch Nichtbeachtung vom Leibe zu halten. Babys und Kleinkinder haben jedoch im Gegensatz zu Tyrannen kein Interesse an Machtdemonstrationen, sondern vertrauen mit Recht auf die natürliche Beantwortung ihrer Signale innerhalb einer von elterlicher Liebe getragenen Bindung.

Die Kriegskindergeneration war über Jahre chronischen Traumatisierungen ausgesetzt. Die Kinder und Jugendlichen erlebten

Bombenangriffe, Vernichtung, Hunger, Tod von Angehörigen, bedrohliche Trennungen. Sie suchten Bewältigungswege in seelischer Betäubung, in Dissoziation, in der Verdrängung und Verleugnung eigener Gefühle, eigener Bedürfnisse, der eigenen Seele. Sie erlebten wenig Empathie als Hilfestellung, ihre Empathiefähigkeit wurde dabei vielleicht verschüttet. Und sie wurden im Elternwerden in den 50er- und 60er-Jahren konfrontiert mit der Aufgabe, ihren Kindern emotionale Sicherheit, seelische Nähe und ein Bindungsangebot zu geben, das sie selbst nur unzureichend erfahren hatten.

Zeitenwechsel – Frühjahr 2009:
Ein Bericht des Pentagon über den Irakkrieg teilt mit, dass die Suizidrate im Jahr 2008 unter den im Irak stationierten US-Soldaten erstmals die Anzahl der gefallenen Soldaten übersteigt. In der *Süddeutschen Zeitung* erscheint ein Artikel über Posttraumatische Belastungsstörungen (PTSD) bei deutschen Bundeswehrsoldaten, die in Afghanistan stationiert sind oder bei der Schutztruppe im Kosovo waren. Viele würden an dieser Störung leiden. Zitiert wird ein 20-jähriger Soldat bei seinem Einsatz in Afghanistan, später wird er im Fernsehen interviewt. Beim ersten Erleben eines Selbstmordattentats, bei dem Kameraden von ihm ums Leben kamen, habe er beschlossen, ab jetzt keinem Menschen mehr zu trauen. »Anders kann man nicht durchs Leben kommen.«

Auch für diese heute eingesetzten Soldaten gibt es keinen Raum für Emotionen, keinen Raum für Seele. Umso bemerkenswerter ist es, dass dies ausgesprochen wird und dadurch ins öffentliche Bewusstsein gelangt – aus psychotherapeutischer Sicht ein kollektiver Heilungsschritt.

PTSD (posttraumatic stress disorder) ist ein medizinischer Fachbegriff. Er beschreibt die Symptomatik von Menschen nach einem Unfall, einem Überfall, einer Flugzeugentführung und eben auch nach einem Krieg. Eine Belastungsstörung ist eine lang andauernde Reaktion auf ein belastendes Ereignis, eine Posttraumatische Belastungsstörung dementsprechend eine Reaktion auf ein traumatisches Ereignis. Die PTSD wurde aufgenommen in die Krankheitenliste der Weltgesundheitsorganisation WHO. Prof. Dr. Butollo, Leiter des Instituts für Traumatherapie in München, sagte dazu in der *Süddeutschen Zeitung*: »Der Begriff suggeriert, man könne diese Krankheit heilen wie einen Beinbruch.« Damit spricht er mir aus dem Herzen. Können Psychotherapeuten die seelischen Folgen eines Krieges heilen? Butollo weiter: »Ist nicht der Krieg eigentlich die Krankheit und nicht die PTSD?«[13]

Die Folgen des kollektiven deutschen Kriegstraumas

Der Zweite Weltkrieg und die Verbrechen des Nationalsozialismus brachten unfassbares Leid über ganz Europa. Auch die deutsche Bevölkerung, die Erwachsenen, Jugendlichen und Kinder, hatte gelitten, insbesondere in den Großstädten. Das konnte lange nicht bewusst, geschweige denn ausgesprochen werden. Damit war das Leid einer Verarbeitung nur schwer zugänglich. Ächtung und Verurteilung der Deutschen von außen sowie Scham, Schuldgefühle und Verleugnung von innen wirkten auch auf die nächste Generation. In der Nachkriegsgesellschaft kam es zu Prozessen kollektiver Verdrängung und Abspaltung des Erlebten, zu kollektiver Depression mit einem Verlust innerer Bezogenheit. Die notwendigen Wiederaufbaukräfte halfen dabei wahrscheinlich, Ängste und seelisches Leid zu kanalisieren. Die Trauer jedoch, die gemeinsame Bewältigung der erlebten Schrecken und der erlebten Zerstörungskraft fanden in der Nachkriegszeit kaum Raum. Die geistig-moralische Haltung der 50er- und 60er-Jahre legitimierte Trauma kompensatorische Muster.

Nicht selten entstand Suchtverhalten als Abwehrversuch und als regressive Suche nach Halt und Beruhigung mit all seinen destruktiven Folgen. Alkoholkonsum kann Erinnerungen an traumatische Erlebnisse abwehren und ist laut Professor Sachsse dafür »eines der besten Medikamente«. Mangelnde Impulskontrolle aufgrund traumatischer Erfahrungen führte zu aggressiven Aufladungen in deutschen Elternhäusern der Nachkriegszeit, was in Verbindung mit der damals üblichen Gewalt in der Erziehung fatalerweise eine gesellschaftliche Legitimation fand. Und ein bis heute sichtbares überbewertetes Konsumverhalten kann verstanden werden als Ausdruck eines emotionalen Hungers, der anders keine Antwort zu finden scheint. Die Traumaabwehrstrategien in Verbindung mit der noch wirkenden Haltung der preußischen Lebensprinzipien und des Nationalsozialismus unterdrückten weiter die seelisch-geistige Lebendigkeit.

Die Generation der Kriegskinder – die Generation der jetzt älteren Menschen – zeigt als einen Ausdruck unverarbeiteter Belastungen oft das schwer fassbare Symptom der Somatisierung. Körperliche Beschwerden wie Schmerzen ohne organische Ursache und undifferenzierte somatische Symptome versuchen dabei, sich in einer Sprache auszudrücken, die mental und emotional kaum zugänglich ist. Die Folgegeneration der in den 50er- und 60er-Jahren Geborenen zeigt dagegen eher psychische Symptome wie Ängste, Selbstwertprobleme und Depression als Ausdruck der Überlastung und des Mangels. Sie ist ihren seelischen Erfahrungen bewusstseinsmäßig näher.

Traumatisierte Menschen haben oft Angst, von Erinnerungen überschwemmt zu werden und erneut Gefühlen ausgesetzt zu sein, die im Moment der traumatischen Erfahrung keinen Halt fanden. Fehlte damals ein Raum für die Seele, fehlten Verständnis, Mitgefühl und Trost, so wird die Verdrängung verstärkt und führt zu Schweigen. Oder aber es kommt zu für Angehörige unauflösbaren Klagen, die ihre Entstehungsgeschichte, »um was es eigentlich geht«, nicht mehr erkennen lassen.

Der 53-jährige Hans fühlt sich oft depressiv und vom Leben überfordert. Seine körperlich gesunden 73- und 75-jährigen Eltern verbringen viele Tage bei immer wieder neuen Ärzten. Gespräche mit ihm haben fast nur Klagen über unklare körperliche Beschwerden zum Inhalt. So fühlt er sich angesichts seiner Besuche oft hilflos und verzweifelt: »Ich kann ihnen nicht helfen – niemand kann ihnen helfen – und ich würde es doch so gerne.« Auch wenn er den beständigen Appell nach Zuwendung als Ausdruck ihrer seelischen Sprache langsam verstehen kann, hat er keine Möglichkeit, darauf zu antworten. So bleibt er in Schuldgefühlen gefangen. Das mangelnde Interesse für seine eigenen Angelegenheiten und Sorgen enttäuscht ihn immer wieder: »Und das war schon das ganze Leben über so.«

Die 48-jährige Christine berichtet, ihre 76-jährige Mutter rufe sie auch nachts immer wieder an, um ihr von einer neuen Erkrankung zu berichten: »Diesmal geht es wirklich zu Ende.« Und so lässt sie alles stehen und liegen, um zu ihrer Mutter zu fahren. Sie könne es sich nicht erlauben, sich davon abzugrenzen, denn: »Wer weiß, vielleicht ist ja wirklich mal etwas?«

Die Geschehnisse während des Zweiten Weltkriegs und die Nachkriegszeit führten zu einer kollektiven traumatischen Belastung der gesamten Nation. Liest man nur die hier wiedergegebenen Interviews, ist die Schwere und Vielfalt der Traumata zu erahnen, was sich in vielen von mir darüber geführten Gesprächen im Freundes- und Kollegenkreis und im Zusammenhang mit

Therapieprozessen weiter bestätigt. Überraschend schnell erzählt jeder eine Geschichte dazu.

Die 1965 geborene Franka ist Gymnasiallehrerin für Englisch und Politik. Sie stellt in der Erzählung ihres familiären Hintergrunds sehr eindrücklich die unmittelbaren Auswirkungen des traumatischen Kriegsgeschehens auf ihre Eltern dar – auf ihren Vater als damals 18-jährigen Soldaten und ihre Mutter als Kriegskind. Auch die nationalsozialistische Prägung kommt hier deutlich zur Sprache. Die Folgen für ihre Familie und für sich selbst sind ihr sehr bewusst.

»Der Krieg kostet den Soldaten fünf Jahre seines Lebens – aber kostet der Krieg nicht überhaupt das Leben?«

Franka, geb. 1965, Lehrerin, erzählt

»Meine Eltern erzählten immer viel von der Kriegszeit, aber es gibt Tabus, da frage ich besser nicht nach.

Mein Vater ist 1922 geboren und er durchlief die ganze nationalsozialistische Erziehung. Mit 18 ging er als Soldat nach Russland. Meine Mutter ist 1933 in Berlin geboren, sie erlebte den Krieg als Kind. Beide litten sehr unter ihren Kriegserlebnissen, Verwandte sagten oft zu mir: ›Der Krieg hat deinem Vater die Jugend geraubt‹, das war bei meiner Mutter sicher nicht anders. Ihr Vater war ein linientreuer Nationalsozialist, Beamter in der Stadtverwaltung. Sie hatten vier Kinder und meine Mutter als Älteste war während der Kriegszeit zuständig für das Besorgen von Lebensmitteln mit Lebensmittelkarten. Schon mit zehn Jahren managte sie die Essensversorgung der Familie, fuhr allein mit der S-Bahn durch Berlin. Oft erzählte sie vom Fliegeralarm, nachts mussten sie aus den Betten und saßen im Luftschutzkeller. Bis heute kann sie keine Sirenen heulen hören und sie hat Angst vor Panzern. Es gab auch ein bis heute wirkendes Angstbild vor den Russen, eine diffuse Lebensbedrohung, verbunden mit der Furcht vor Soldaten und vor Männern überhaupt. So schwang bei uns früh ein negatives Männerbild mit, von Männern drohte Vergewaltigung.

Die Familie litt viel Hunger, es gab Graupengrütze und Kohlrüben – darüber spricht sie oft. Und es gibt da folgende traurige Geschichte: Meine Mutter bekam zur Konfirmation eine Mettwurst und andere Lebensmittel geschenkt. Eine Tante hatte gerade geschrieben, dass sie dringend Lebensmittel bräuchten, aber ihre Mutter – meine Großmutter – blieb hart: ›Nein, es wird nichts weggegeben, wir brauchen es selber.‹ Die Verwandten verhungerten tatsächlich! Sie erzählte auch von der kalten Wohnung in Berlin, ihre Mutter mochte gar nicht aufstehen, in der Wohnung herrschten Minusgrade. Für mich als Kind waren diese Erzählungen unheimlich und befremdlich, sie entstammten einer anderen Welt, ich wollte damit nichts zu tun haben. Oft hatte ich Schuldgefühle, und ich konnte doch nichts dafür!

Ich nahm vieles von den Erfahrungen meiner Eltern in mich auf, die Familiengeschichte prägte mich sehr. Manches erzählen sie verworren und auch ich vergesse vieles wieder, das ist merkwürdig. Wahrscheinlich hängt es mit den Tabus zusammen und mit der Abwehr gegen das Schreckliche, ihrer Abwehr und auch meiner – ich will mir das so in Gänze nicht merken.

Manchmal sehe ich meine Mutter in einem inneren Bild: Sie fährt als Kind allein durch Berlin und fühlt sich verlassen in all dieser Not und sie versucht, irgendwie, das Überleben zu organisieren. Im Kontakt mit ihr heute spüre ich immer noch ihre Verstörung. Es ist, als habe sie mit dem Krieg aufgehört zu leben – ein Teil von ihr hat aufgehört zu leben. Vor Kurzem war ich in Berlin und erzählte ihr, wie schön ich die Stadt finde. Sie konnte nicht zuhören und meinte fast aggressiv: ›Das ist nicht mehr mein Berlin!‹ Sie wehrt und wertet vieles ab, was mit der Gegenwart zu tun hat, seit Jahrzehnten schon. Auch ich fühle mich dadurch abgelehnt, denn ich lebe jetzt und ich habe eine Zukunft. Sie aber bleibt in der Vergangenheit.

Immer wieder bricht Hass aus ihr heraus, gegen Russen, gegen Juden und gegen jeden Versuch der Vergangenheitsbewältigung. Sie wirkt nationalistisch und fremdenfeindlich, das tut mir weh. Ihre Familie war nach dem Krieg wie zerstört, mein Großvater verhielt sich sehr hart, ein Nazi, wie ich ihn mir vorstelle. Noch heute habe ich das Gefühl, mich vor dem braunen Sumpf der Familie zusammenziehen zu müssen, und als Jugendliche fühlte ich mich oft ohnmächtig – was sollte ich dazu sagen, was sollte ich machen? Ich konnte nur dasitzen und staunen oder verzweifeln. Oft fror ich innerlich. Leblosigkeit war während meiner Kindheit ein Grundgefühl, isoliert sein und einsam. Das hat sicher mit der Kriegsvergangenheit meiner Eltern zu tun.

Mein Vater ist elf Jahre älter als meine Mutter und nahm als Junge an den Aktivitäten der Hitler-Jugend teil. Abends wurde er dort gedrillt, er schlief am Abendbrottisch oft ein nach einem Zwölfstundentag in der Lehrwerkstatt. Seine Eltern weckten ihn, damit er noch zwei Stunden Geländeübungen mitmachte, die irgendwelche Gymnasiasten anleiteten. Er konnte sich dem nicht entziehen, es war Pflicht. Mit 18 wurde er eingezogen nach Russland. Sie marschierten viel, Tausende von Kilometern. Von Finnland aus fuhr er irgendwie mit der Bahn zurück nach Deutschland. Er war anscheinend kaum in Kampfhandlungen verwickelt. Seinen Enkeln erzählt er gern vom Krieg, dann präsentiert er

Heldengeschichten, zum Beispiel, wie er es schaffte, aus englischer Kriegsgefangenschaft abzuhauen, oder wie sie sich in Russland eine Sauna bauten und Stiefel stahlen. Vor Kurzem erzählte er, wie sie in der Truppe von einem Brotlager erfuhren. Sie hoben das Dach hoch und stahlen zu viert 28 Brote. Sie linkten andere Leute, um selber nicht zu verhungern. Gruselig.

Eines Tages erfuhr er von der Homosexualität meines Bruders und erzählte uns sein schlimmstes Kriegserlebnis: Aus der eigenen Kompanie wurden Männer wegen ihrer Homosexualität erschossen, von Deutschen, von Nazis, er musste es mit ansehen. Sein homosexueller Sohn erinnerte ihn daran und er wollte den Kontakt zu ihm abbrechen und ihn enterben. Homosexualität ist für ihn eine Charakterschwäche. So trägt er die Nazi-Ideologie in sich – man denkt, es ist 65 Jahre her und es ist eben nicht 65 Jahre her und es hat ganz konkrete Auswirkungen auf unseren Familienalltag. Es ist schizophren – einerseits ist es sein schlimmstes Kriegserlebnis, gleichzeitig ist er so hart zu seinem Sohn. Jetzt im Alter spricht er wieder mit ihm, das kann ich anerkennen.

Vor längerer Zeit sah ich ein altes Foto von meinem Vater, aufgenommen kurz nach dem Krieg. Ich weinte fast, so sehr rührte mich dieses Bild. Es sprach so viel Leid aus ihm und so viel Trauer. Es gibt einen Spruch in unserer Familie: ›Der Krieg kostet den Soldaten fünf Jahre seines Lebens.‹ Es ist ein merkwürdiger Spruch, denn kostet der Krieg nicht überhaupt das Leben? Auf diesem Foto sieht er so aus, als habe er ihn das Leben gekostet.

Meine Eltern sind beide sehr mitteilungsbedürftig. Wenn ältere Verwandte kommen, wird fast nur über den Krieg gesprochen. Ich erinnere mich an Konfirmationen, wo pausenlos Lieder aus Pommern und Ostpreußen gesungen wurden. Es gab einen familiären Zusammenhalt, das war Großfamilie pur – vielleicht auch eine Schicksalsgemeinschaft. In meiner Kernfamilie, meine

Eltern und Geschwistern, saß man nicht zusammen, wir sind ja einzeln und einsam.

Wenn ich bei meinem Vater heute auf die Kriegszeit zu sprechen komme, merke ich, wie sehr es ihn noch belastet. Es ist 65 Jahre her und es ist eben nicht 65 Jahre her. Er hat Albträume; wenn er sich hinlegt, erlebt er Kriegserinnerungen und Angstzustände. Wir können relativ offen darüber sprechen, aber es gibt bestimmte Grenzen, wo ich nichts frage. Es sind seine Grenzen und es sind meine, um mich zu schützen. Vieles wird ausgesprochen, aber nicht verarbeitet. Sie erzählen seit 40 Jahren die gleichen Geschichten und entlasten sich über das Erzählen. Ich werde zum Katalysator, zur Kläranlage, ohne dass je etwas geklärt wird. Manchmal ringe ich um meine Abgrenzung. Und doch finde ich es enorm wichtig, meine Familiengeschichte zu verstehen und meine Eltern darin zu sehen. Manchmal kaufe ich mir Fachbücher oder Belletristik über die Kriegszeit. Ich bin in einem Literaturkreis und vor Kurzem erzählte der Dozent, er sei aus Königsberg und als Kind ›irgendwie noch weggekommen‹. In solchen Momenten werde ich ganz wach, ich merke dann: Hinter jedem Menschen steht eine Geschichte.«

Die Bedeutung von Bindung für die seelische Entwicklung

Traumatische Erfahrungen wirken über die Bindungsbeziehungen innerhalb der Familie in die nächste Generation. Dies wird in den biografischen Erzählungen von Miriam, Corinna und Franka deutlich. Sie haben aber auch einen störenden Einfluss auf die Entstehung einer sicheren Bindung zwischen Eltern und Kind. Im nächsten Interview ist vor allem der Bindungsverlust innerhalb der Familie auf verschiedene Weise sichtbar. Die essenziell wichtige Bindung zur Mutter ist für die 1959 geborene Barbara emotional früh belastet, ihre Mutter verlor während des Krieges schon als Kind die Eltern. Barbaras Großmutter starb auf der Flucht, der Großvater konnte und wollte als Kriegsgefangenen-Heimkehrer die Kinder nicht zu sich nehmen. Und auch bei anderen Familienmitgliedern der Eltern- und Großelterngeneration gibt es kriegsbedingte Bindungsbrüche. Daneben wird die Bindung an ein Zuhause immer wieder gestört. Nach Barbaras Familiengeschichte geht es um die psychologische Bedeutung von Bindung, um verschiedene Bindungsstile und um die Auswirkungen unsicherer Bindungserfahrungen auf die seelische Entwicklung.

»Meine Eltern wollten nichts als leben«

Barbara, geb. 1959, Psychotherapeutin, erzählt

»Meine Eltern hatten beide einen ungestümen Lebenshunger, der sie auch miteinander verband. Meine 1934 geborene Mutter wuchs auf einem großen Bauernhof in Ostpreußen mit einem zwei Jahre älteren Bruder auf. Oft erzählte sie, wie sie die Ackerpferde von der Wiese holte und auf ihrem Rücken durch die Gegend zog. Sie hatten dort auch einen Hund gehabt, einen Schäferhund namens Hasso, um den ich sie als Kind glühend beneidete. Zu mehr als einer Schildkröte und einem Meerschweinchen hatte es bei mir nicht gereicht. In meinen Augen hatte sie dort ein freies Leben, wir wohnten relativ beengt nach der Flucht aus der DDR zu viert erst in einem möblierten Zimmer und dann lange in einer 2-Zimmer-Lastenausgleichswohnung in einem typischen Nachkriegsbau.

Im Winter 1944/45 wurde das freie Leben meiner damals neunjährigen Mutter abrupt beendet. Erzählt wurde das von einer Großtante, weniger von ihr selbst.

Die Flucht vor der vorrückenden russischen Armee erfolgte Hals über Kopf, und während des harten Winters starb ihre Mutter. Davon erzählten die Verwandten relativ emotionslos. Als Kind konnte ich mir unter dieser auf der Flucht gestorbenen Mutter, meiner mir unbekannten Großmutter, nichts vorstellen. Sie war doch die Bäuerin, eine starke Frau. Es war ein nicht zu verstehender Bruch in den Erzählungen. Gerade noch fröhlich auf einem Kaltblut und dann eine gestorbene Mutter und eine Reise ins Nichts?

Zuflucht gab es bei einem Onkel in Mecklenburg. Ihr Vater, mein Großvater, kam 1946 aus der Kriegsgefangenschaft zurück, er erfuhr vom Tod seiner Frau und wollte die Kinder in ein Heim geben. Sie kamen jedoch zu einer Tante, deren Mann als vermisst galt. Meine gesamte Kindheit über hoffte sie, er könne doch noch wiederkommen, immer stand ein Foto mit ihm in Soldatenuniform auf ihrem Nachttisch. Der Kontakt zum Vater brach ab, meinen Großvater mütterlicherseits kenne ich nicht. Er heiratete neu und sie blieben in der DDR. Erst kurz vor seinem Tod meldete er sich, erfuhr meine Mutter von fünf Halbgeschwistern. Zu seiner Beerdigung fuhr sie heimlich. Eine ältere Nachbarin erzählte ihr an dem Tag, auch ihr Vater habe bei ihrer Hochzeit heimlich und unerkannt in der hintersten Kirchenbank gesessen.

Nach der Flucht und dem Neubeginn in Mecklenburg herrschte bittere Armut, das immer rigider werdende sozialistische System und eine ungewollte Verkäuferinnenlehre ließen mir die Jugendzeit meiner Mutter nur noch grau verschleiert erscheinen. Nach einer zweiten Flucht in den Westen, kurz vorm Bau der Berliner Mauer, erwachte der Lebenshunger meiner Eltern erneut. Jetzt zählten Reisen, Ausgehen, Freunde. Wir Kinder störten da eher und wurden oft sorglos bei Nachbarn oder Verwandten abgegeben.

Die Lebenssehnsucht meiner Mutter konnte ich nicht berühren, wir lebten nebeneinander zwei verschiedene Leben, Parallelwelten, aber nicht Mutter und Tochter. Ich blieb Zuschauer ihrer Lebensfreude und in lähmender Einsamkeit gefangen. Wie hätte ich die Seele meiner Mutter berühren können?

Im Jahr 2006 fuhr ich mit meinem Vater nach Ostpreußen, in das Heimatdorf meiner Mutter in der Nähe von Königsberg, heute Kaliningrad. Vom Hof der Kindheit meiner Mutter ist nichts mehr übrig, ein paar niedrige Grundmauern stehen noch, Birken wachsen auf dem Gelände. Die Kirche im Ort ist verschlossen, hier wurde sie getauft und wurden meine mir unbekannten Großeltern getraut. Durch eine zerbrochene Mauersteinöffnung auf der Rückseite der Kirche stiegen wir ein, in dem gänzlich leeren Kirchenschiff lagen Getreidereste in den Ecken. ›Manchmal steht das Vieh im Winter dort drin. Die Gegend ist arm, bei vielen Bauern sind die Ställe kaputt‹, erzählte der Bürgermeister, den wir aufsuchten.

Ostpreußen ist heute eines der ärmsten Gebiete Russlands, getrennt vom sonstigen Staatsgebiet, unter anderem durch Polen. Die Leute fühlen sich von der Regierung im Stich gelassen, den Bauern fehlen Maschinen, einzelne Pferdepflüge sind zu sehen. Viele der Felder liegen brach, 80 Prozent der Häuser sind verfallen, die Menschen verdienen sich ein paar Rubel, indem sie Klinkersteine aus den Häusern brechen. Die Kinder bekommen Schulspeisung, ein Überbleibsel des kommunistischen Systems, ›sonst würden sie wohl verhungern‹. Die meisten der russischen Bewohner sind hierher zwangsumgesiedelt worden. Der sehr freundliche Bürgermeister brachte uns zu einer 94-jährigen, dort noch lebenden Deutschen. Nach der Flucht 1945 kehrte sie 1969 zurück. Natürlich kannte sie noch den Hof meiner Großeltern, sie erzählte vom Leben dort, von der Pferdewechselstation, die dazugehörte. Wieder sah ich meine vor einigen Jahren gestorbene Mutter als Kind vor mir auf dem Rücken eines Kaltbluts. Sie selbst wollte niemals eine solche Erinnerungsreise machen, für mich aber schloss sich ein Kreis – hier war es plötzlich, das fragmentarisch erzählte Leben und doch so gänzlich unverbunden mit der Gegenwart dieses russischen Dorfalltags.

Bei meinem 1931 geborenen Vater tauchten manchmal wie aus dem Nichts Erinnerungen auf und verstummten ebenso plötzlich. Manches weiß ich durch Verwandte. Er erlebte als Kind die Bombardierung seiner Heimatstadt und die komplette Zerstörung des Wohnhauses seiner Familie. Ich hörte einmal von seiner Schwester eine schreckliche Episode vom Fronturlaub ihres Vaters, meines Großvaters:

›Er hatte ein Foto dabei – er hatte fotografiert, wie Juden erschossen worden waren. Auf dem Foto sah man, wie sie nacheinander in die Erde fielen. Er wollte nicht, dass wir Kinder das Foto sahen, aber wir sahen es. Auch bei dem Anschlag auf Hitler 1944 war er gerade zu Hause, das Radio lief in der Küche und im Reichssender wurde die Nachricht verlesen, auf den Führer sei ein Attentat verübt worden, er sei aber am Leben. Ich erinnere, wie mein Vater spontan zu meiner Mutter sagte: Haben sie es also nicht geschafft, ihn umzubringen, wie schade! Wir Kinder waren auch gerade in der Küche und sie hielt ihm schnell die Hand vor den Mund, sie hatte Angst, wir könnten draußen aus Versehen etwas erzählen.‹

Mein Großvater geriet in französische Kriegsgefangenschaft, aufgrund einer Falschmeldung dachten alle lange, er sei tot. Als er dann überraschend wiederkam, war er durch den Hunger lange krank.

Vor Kurzem erzählte mein Vater, wie er und sein Bruder im zweiten Nachkriegsjahr von russischen Besatzungssoldaten verprügelt wurden. Sie hatten in ihrem großen Garten Kohl und Kartoffeln angepflanzt, die Soldaten trieben durch den Garten ihre Pferde, sie zertrampelten die Saatpflanzen und die beiden Jungen versuchten, das Überleben der Familie zu sichern, vaterlos, wie sie waren. Sie warfen mit Steinen nach den Pferden. Seine damals 16-jährige Schwester versuchte in den ersten beiden Nachkriegsjahren möglichst unsichtbar zu sein – mein Vater sorgte mit dafür, dass sie versteckt wurde auf dem Dachboden eines anderen Hauses, bis die Gefahr der Vergewaltigung vorüber war.

Ich hatte viel Mitgefühl mit meinem Vater, wenn etwas aus seiner Kriegskindheit erzählt wurde. Oft spürte ich seine tiefe Trauer und Einsamkeit, die ich ihm gerne abgenommen hätte. Schon als Kind fühlte ich mich schuldig daran, dass ich ihm nicht helfen konnte.

Als in der Schule die NS-Zeit Thema wurde und im Fernsehen die ersten Filme über den Holocaust gezeigt wurden, konnte ich mit meinen Eltern darüber nicht sprechen. Sie wollten damit nichts zu tun haben, die Vergangenheit wurde abgeschnitten, es gab nur Gegenwart und Zukunft. Es sollte gelebt werden. Den ersten Film über den Holocaust sah ich als 15-Jährige. Danach hatte ich das Gefühl, nicht weiterleben zu können. Die Dokumentaraufnahmen von der Befreiung aus den Konzentrationslagern und die Interviews mit Überlebenden des Holocaust trafen mich völlig unvorbereitet und mit vollem Entsetzen. Sie ließen mich fassungslos und haltlos zurück, ich konnte die mir bis dahin vertraute Welt und die Menschen nicht mehr begreifen. Ab diesem Zeitpunkt trennte mich etwas unüberbrückbar von anderen. Die Schule vermittelte nur trockene Informationen, meine Lehrer waren selbst Kriegskinder oder Kriegsteilnehmer, sie boten keinerlei Raum für meine Seele. Ich hoffe, dass die Schulen das heute anders handhaben – eine Chance für die neue Generation. Vielleicht können sie die NS-Zeit und den Zweiten Weltkrieg besser als wir mit Gefühl und Verständnis verbinden, einen geistig-seelischen Raum dafür geben. Vielleicht dürfen die Kinder fragen und sich mitteilen, was mir in meiner unsicheren Bindung zu den Erwachsenen verwehrt blieb.«

Bindung als Entwicklungsraum

Als Menschen und damit als soziale Wesen leben wir in Verbindung mit anderen. Wir binden uns an Partner, Familie, Freunde oder an Gruppen, mit denen wir gemeinsame Interessen und Projekte teilen. Zunächst aber ist Bindung von Lebensbeginn an ein menschliches Grundbedürfnis, eine Grundmotivation im Leben, die auch vielen Tierarten eigen ist. Für ein Kind sichert eine gute Bindung zu den Eltern oder anderen Pflegepersonen den nötigen Schutz, die Versorgung und die Zuwendung, die es für sein Leben braucht. Es gibt ihm darüber hinaus ein Gefühl der Zugehörigkeit zu einer größeren Gemeinschaft. Das Kind wird in eine Familie hineingeboren, die selber wiederum eine Einbindung hat – in eine Großfamilie, in ein Dorf oder Stadtviertel, in eine Gemeinde, in ein Volk, in eine Religionsgemeinschaft. Auch im Gefühl der Zugehörigkeit zur Welt und zur Natur als Gemeinschaft der Lebewesen kann auf einer übergeordneten Ebene ein Erleben guter Einbindung gefunden werden.

Sichere Bindungen können eine gesunde seelische Entwicklung ermöglichen, von Mangel geprägte und belastete Bindungserfahrungen dagegen verursachen seelische Störungen und beeinträchtigen die Entwicklung. Für ein Kind sind das vor allem der Verlust der Eltern oder naher Familienangehöriger und Verhaltensweisen der Eltern dem Kind gegenüber, die es verunsichern, vernachlässigen oder ihm Schaden zufügen. Körperliche und seelische Misshandlung gehören dazu.

In der Kindheit und Jugendzeit gemachte Bindungserfahrungen wirken als Teil unserer inneren Welt. Sie prägen entscheidend das Gefühl zu uns selbst, zu anderen Menschen und zum Leben. Selbstvertrauen, Vertrauen in andere und innerer Frieden entstehen durch das kontinuierliche Erleben sicherer Bindungen. Die Selbstverständlichkeit des Seins, unsere Liebes- und Abgrenzungsfähigkeit und unsere Handlungs- und Gestaltungsmöglichkeiten finden hier ihren inneren Boden.

Ohne mitmenschliche Nähe gibt es keine tragfähigen menschlichen Bindungen, sie entstehen im Mitempfinden und Respekt für den anderen. So entwickeln sich Zusammengehörigkeit und eigene Identität. In einer Eltern-Kind-Beziehung tragen die Eltern hierfür Verantwortung, in erwachsenen Bindungsbeziehungen tragen sie beide Bindungspartner gleichermaßen.

In der Psychologie und Psychotherapie wissen wir um die Bedeutung von Bindungserfahrungen für die seelische Entwicklung. Für Kinder ist eine Bindung essenziell und sie werden davon entscheidend geprägt. Bindung entsteht aus der Vertrautheit mit Menschen, die mit ihrer Fürsorge betraut sind, also an erster Stelle mit den Eltern und für das kleine Kind vor allem mit der Mutter.

Innerhalb einer guten Bindung verkörpert für ein Kind eine Bindungsperson mit ihrer Anwesenheit, ihrer Zugewandtheit und ihrer eigenen Bindungsbereitschaft auch die Zugehörigkeit zur Welt. Bindung vermittelt somit ein Aufgehobensein im Leben und steht als Repräsentanz für die Welt zur Verfügung. Sie vermittelt dadurch auch einen Zugang zur Welt. Diese Funktion der Bindung ist ein Aspekt des Lebens, aus dem Menschen Halt und Kraft für ihre Aufgaben und für ihr Sein schöpfen.

Für die kindliche Entwicklung ist die zuverlässige Nähe zu einer Bindungsperson der Boden für seine gesunde seelische Entwicklung, für sein Selbstbewusstsein und seinen inneren Halt. Fehlt eine solche zuverlässige positive Nähe und Vertrautheit zu einer oder mehreren Bindungspersonen, so bleibt das Kind innerlich in Spannung gefangen. Es wird sich psychisch schwach und wie ohne Hülle fühlen, uneingebunden, verlassen und getrieben von seiner Sehnsucht nach Halt gebendem Geliebtsein. Hier entsteht die von Horst-Eberhard Richter beschriebene sogenannte *Krankheit der Friedlosigkeit*[14], eine innere Friedlosigkeit, die auf einem Mangel an Sicherheit und Wertgebung, einem Mangel an Vertrauen in sich und in andere, einem Mangel an tiefer Entspannungsfähigkeit besteht. Wir können die Seele sehen als Urkraft in unserem menschlichen Dasein, die uns von Anbeginn an in unserem Menschsein trägt, es gestaltet und zum Blühen bringt. Eine gute Bindung kann als Nährboden und als Quelle für die sich immer weiterentwickelnde Seele betrachtet werden.

Die ursprünglich vom britischen Arzt und Psychoanalytiker John Bowlby in den 50er-Jahren begründete Bindungstheorie ist ein wesentlicher Aspekt der Tiefenpsychologie, sie wurde unter anderem von Donald Winnicott und Melanie Klein weiterentwickelt. Auch heute gibt es ein großes Feld der Bindungsforschung, in Deutschland vor allem von Karl-Heinz Brisch und Karin und Klaus Grossmann initiiert. In der Bindungstheorie werden verschiedene Bindungsstile innerhalb der Eltern-Kind-Bindung unterschieden:

- In einer *sicheren Bindung* werden Nähe- und Distanzierungsbedürfnisse überwiegend feinfühlig beantwortet und das Kind erfährt eine stimmige Resonanz auf seine Signale. Später wird es selbst auf gute Weise Nähe und Distanz regulieren können und in der Lage sein, empathisch auf andere einzugehen.
- In einer *unsicheren Bindung* erhält das Kind keine stimmige Resonanz auf seine Signale, es wird häufig vernachlässigt und zurückgewiesen. Der entweder zeitlich begrenzte oder auch dauerhafte Verlust von Mutter oder Vater wie auch schwere körperliche und psychische Erkrankungen der Eltern können zu einem unsicheren Bindungsstil führen. Später wird ein Kind mit einer unsicheren Bindungserfahrung eventuell übermäßig nach Sicherheit suchen oder aber Nähe vermeiden.
- Bei einem *ambivalent-unsicheren Bindungsstil* erlebt das Kind keine Zuverlässigkeit und Vorhersehbarkeit im Verhalten der Eltern: Es wird einerseits mit vermeintlicher Liebe überschüttet und im nächsten Moment abgelehnt. So wird es später eher ambivalent auf Beziehungsangebote reagieren.

- Die *emotionell-missbräuchliche Bindung* bringt das Kind in die Aufgabe einer emotionalen Versorgung der Eltern. Erfüllt es diese parentifizierende, beelternde Rolle, wird es seinerseits geliebt. Die Familienordnung zwischen Eltern und Kindern wird aufgehoben beziehungsweise umgedreht. Das Kind gibt den Eltern Zuwendung, hört ihre Sorgen an, tröstet sie und liebt sie, weil sie Liebe brauchen. Es wird darin übermäßig gebunden und opfert dafür seine Autonomie. Eigene Interessen können aufgrund von Schuldgefühlen und aus Angst vor Verlust der elterlichen Liebe nicht mehr frei gelebt werden. Emotionell missbrauchte Kinder können in späteren Bindungsbeziehungen oft nur schwer ihre Interessen vertreten, sie haben früh gelernt, dass die Bedürfnisse der anderen immer Vorrang haben.
- Die für Menschen schwierigste und am meisten seelische Verletzung anrichtende Bindungsform ist die *desorganisierte Bindung*. Hier greifen die Bezugspersonen selbst das Kind körperlich und seelisch an. Kinder, die mit häuslicher Gewalt, Vernachlässigung oder gravierenden psychischen Störungen eines Elternteils, wie zum Beispiel Sucht, aufwachsen, sind hiervon betroffen. Orientierungslosigkeit, mangelndes Vertrauen und Angst vor anderen Menschen können daraus entstehen. Spätere Bindungen/Beziehungen können dadurch immer wieder belastet werden.

Seelische Offenheit und ein warmes Interesse sind eine Voraussetzung für eine sichere emotionale Bindung zwischen Eltern und Kind. Das Interesse an seiner Person als von Anfang an eigenständigem Wesen mit Gefühlen, Bedürfnissen, Gedanken, Hoffnungen und Fähigkeiten unterstützt die Entwicklung der eigenen Identität. Das Kind in seiner Seele zu erfassen und in die eigene Seele aufzunehmen, ist eine wichtige Bindungsfunktion. Die Eltern geben ihm auf diese Weise einen sicheren Platz im Leben und stehen an seiner Seite.

Wie können mütterliche und väterliche Funktionen leben, wenn Menschen sich durch eigene Traumatisierungen und dadurch oft mitbedingte Bindungsbelastungen seelisch verschließen mussten? Für ein Kind kann es innerhalb einer solchen Bindungsbeziehung zu einer inneren Dunkelheit kommen als Folge der seelischen Verdunklung in Mutter oder Vater, die sich dann als Depression zeigt. Für die Kriegskindergeneration war dies sicher häufiger der Fall, und es setzte sich später bei den eigenen Kindern fort.

Friedrich, geb. 1958, sagt dazu:

»Mein Grundlebensgefühl ist eingefärbt von der Trauer, den Ängsten und der Hoffnungslosigkeit meiner Mutter. Wenn ich mich an mich als kleines Kind erinnere, spüre ich wieder die dunkle Wolke, die sie stets umgab. Ich konnte ihr nicht entkommen – wie hätte ich ohne meine Mutter leben können? Die Wolke war wie ein Kokon, der uns beide umschloss, deren Luft ich täglich einatmete und die ich in all ihrer Dunkelheit in meine Seele aufnahm. Natürlich wollte ich ihr helfen, natürlich stellte ich mich ganz zurück. Nur langsam lernte ich, dass es eine Farbe der Welt außerhalb dieser Wolkenformation gibt. Und nur langsam lerne ich mich selbst zu leben. Meine Mutter hatte 1945 auf der Flucht aus Ostpreußen als 14-Jährige ihre gesamte Familie verloren, sie war zweimal vergewaltigt worden und kam als Flüchtlingskind schließlich zu Bauern, die sie als Arbeitskraft gegen Essen und Wohnen aufnahmen und sicher auch ausnutzten. Einen Raum für ihre Seele und vor allem für ihre unendlich verletzte Seele gab es dort bestimmt nicht. Meinen Vater traf sie, nachdem er kriegsversehrt als junger Mann aus der Gefangenschaft kam. Sie haben sich nach ein paar Jahren wieder getrennt. Und so blieb ich mit ihr allein und ihren Ängsten ausgeliefert. Ich frage mich oft, ob ich irgendwann aussteigen kann aus diesem Familientrauma.«

Die Erfahrung von Resonanz und Empathie ist eine der Grundlagen für ein stabiles Selbstgefühl. Fehlt diese Erfahrung, entsteht ein fragiles Selbst, das seine Sicherheit immer wieder im Außen suchen muss und bei emotionaler Erschütterung um Halt ringt oder innere Spannung auslebt. »Verlorenheitsangst« nennt Horst-Eberhard Richter diese Folge mangelnder Bindungssicherheit, sie kann das ganze Leben innerlich weiterwirken. Sie birgt das Gefühl in sich, auf dieser Welt ungeborgen, ohne Halt, gottverlassen und ungeschützt zu sein.

Sowohl die Generation der Kriegskinder als auch die Folgegeneration litten in ihrem Leben an einem Einfühlungsmangel. Dies kann als Folge der seelischen Begrenzung durch die elterliche Kriegstraumatisierung und ihre transgenerationale Weitergabe und der verinnerlichten Paradigmen des Nationalsozialismus verstanden werden. In beiden Generationen war durch die psychischen Lebensbedingungen ein sicherer Bindungsaufbau erschwert, in der Kriegskindergeneration oft gar nicht möglich.

Biografische Verstrickungen mit den Traumatisierungen der Eltern bewirkten in den Kindern oft unbewusste Heilungsaufträge ihrer Familien, was zu einem emotionell-missbräuchlichen Bindungsstil führte. Die Entwicklung einer eigenen, sicher gegründeten Identität wurde dadurch erschwert.

Die 56-jährige Sabine fühlte sich ihre ganze Kindheit hindurch für das seelische Wohlergehen ihrer Eltern verantwortlich. Sie verinnerlichte besonders stark die im Krieg verletzte Seele ihres Vaters, der Theologe gewesen war und nach dem Krieg seine Berufung aufgab. Aus ihrer kindlichen Liebe zu ihm entstand für sie ein Heilungswunsch mit sie immer wieder quälenden Rettungsfantasien. Mit Beginn der Pubertät hatte sie oft das Gefühl, ihn im Stich zu lassen, wenn sie sich Gleichaltrigen zuwandte und sich für Jungen interessierte. Sie blieb deshalb auch als erwachsene Frau lange Zeit ohne Partner, zu groß lastete die Verantwortung für das Schicksal des Vaters auf ihr. In der Therapie half es ihr, seine Kriegsgeschichte kennenzulernen, um ihn und sich selbst besser zu verstehen. Erst dadurch konnte sie die für ihr Leben so notwendige Abgrenzung ihm gegenüber aufbringen. Im geschützten Raum näherte sie sich der dunklen und verschlossenen Seite ihrer Herkunftsfamilie an, ohne davon überwältigt zu werden. So gelang es ihr langsam, sich aus der Identifizierung mit der väterlichen Traumatisierung zu lösen.

Im nächsten Interview zeigt das Beispiel des familiären Hintergrunds des 51-jährigen Sebastian, wie die familiären Bindungen im Schatten traumatischer Kriegserfahrungen und politischer Verfolgung teilweise gerettet werden konnten. Neben allem auch weitergetragenem Schmerz in die nächste Generation wird eine Lebensethik spürbar, die auch für Sebastians Leben bedeutungsvoll geworden ist.

»Es sind Werte entstanden, ein einfaches Leben zu führen – und wir halten zusammen«

Sebastian, geb. 1958, Diplom-Pädagoge, erzählt

»Besonders präsent ist die Geschichte meiner 1931 geborenen Mutter. Ihre Eltern waren beide Lehrer, mein Großvater war bekennender Kommunist und musste 1933 den Schuldienst quittieren. Über Kontakte zu den Quäkern[15] bekamen sie die Möglichkeit, in die Pyrenäen zu flüchten. Die Quäker hatten damals ein Hilfsprogramm für deutsche Emigranten gestartet und verschiedene ihrer Besitztümer im Ausland Flüchtlingen zur Verfügung gestellt. Meine Mutter war zwei Jahre alt, sie lebten mehr oder weniger schlecht dort mit ein paar Ziegen und ein wenig Landwirtschaft. 1936 wurden während des spanischen Bürgerkriegs viele Spanier in ihrer Nähe in Konzentrationslagern inhaftiert und meine Großeltern gründeten eine Schule für Kinder von Inhaftierten und Flüchtlingen. In dieser Atmosphäre wuchs meine Mutter auf.

Mein Großvater wurde immer noch von der Gestapo gesucht und so schwebte jahrelang eine große Angst über der Familie. Meine Mutter hielt als Kind mit Wache, man konnte von dem hoch gelegenen Ort den Weg aus der Stadt sehen. Kam ein Auto oder jemand zu Fuß, musste sie Signale geben, dann verschwand mein Großvater im Gebirge, bis die Gefahr vorüber war. Und doch wurde er 1943 geschnappt, ein katholischer Priester aus dem Dorf verriet ihn. Meine Mutter war zu der Zeit zwölf Jahre alt und die jahrelange Angst wurde plötzlich zur bitteren Wahrheit. 1944 wurde mein Großvater in die Wehrmacht abkommandiert, als Teil des »Menschenmaterials«, das für den Krieg noch gebraucht wurde. Bis dahin waren alle Kommunisten in Konzentrationslagern inhaftiert. Ich weiß nicht, was er dort erlebt hat. Er wollte nicht kämpfen und er hatte die Strategie, in russische Gefangenschaft zu kommen, was ihm auch gelang. Von den Russen erzählte er viel Positives, als Jugendlicher saß ich oft mit ihm zusammen. Heute würde ich sicher andere Fragen stellen, mehr, was er erlebt und empfunden hat, damals fragte ich nach Fakten – schade.

Meine Großmutter baute weiter die Schule auf, viele starke Frauen waren dort am Werk, meine Mutter war Teil dieses Kollektivs. Als sie in den 50er-Jahren meinen Vater bei einem Besuch in Deutschland kennenlernte, stellte sich die Frage, ob sie in Deutschland leben könnte – durch ihre Geschichte war es für sie Feindesland. Meine Eltern gingen zwar nach Deutschland, aber sie konnte sich lange nicht wirklich auf Deutschland einlassen, als Emigrantenkind idealisierte sie alles, was nicht deutsch war. Andererseits war Deutschland für sie auch das Land der Musik und der Literatur, die sie sehr liebte. Es gab ja viel Gutes, und auch die Menschen waren nicht alle Nazis. Aber es war eine Frage, wo sie hingehören wollte. Ein sicheres Zuhause zu haben war ihre Sehnsucht, und es war lange auch ein Familienthema. Nach dem Tod meines Vaters lebte sie wieder in den Pyrenäen und jetzt als alte Frau möchte sie zurück nach Deutschland.

Meine Großeltern väterlicherseits waren Nazis, mein Großvater war linientreuer Arzt in Berlin. Während des Krieges diente er in einem Feldlazarett und musste oder wollte denjenigen, die aus verschiedenen Gründen hingerichtet werden sollten, ein Kreuz aufs Herz zeichnen – die Schützen sollten genau wissen, wo sie hinzuzielen haben. Es gibt ein Foto von ihm, es stand in meiner Kindheit auf unserem Klavier, ein sehr offizielles Bild in Naziuniform, und er sieht da verdammt aus wie mein Vater. Seltsamerweise war er vor dem Krieg der Hausarzt meines anderen Großvaters, des kommunistischen Flüchtlings. Als dieser nach dem Krieg aus der Gefangenschaft kam, organisierte er nur für ihn allein ein Hauskonzert. Dieses Bild von meinen beiden Großvätern erschüttert mich sehr: Da treffen sich nach dem Krieg die beiden verfeindeten Lager, der Verfolgte und der Verfolger, er empfängt seinen ehemaligen Patienten, der als von den Nazis verfolgter Kommunist aus russischer Gefangenschaft kommt, mit einem Konzert und er selbst hat vorher …

Meine Großeltern väterlicherseits hatten viel Naziliteratur zu Hause. Es gab Treffen der Hitler-Jugend bei ihnen im Keller, angeblich, um sie besser zu steuern. Es gibt da Fotos mit Naziemblemen und mein Vater ist dazwischen als kleiner Junge. Er ist 1930 geboren und in Berlin aufgewachsen, in den ersten Kriegsjahren wurden seine Mutter und die Kinder zu Verwandten aufs Land geschickt. Meine Großmutter las viel über Rassismuslehre. Mein Vater wurde streng und sehr preußisch erzogen, die Kinder durften zum Beispiel bei Tisch nicht reden, auf Fotos sieht er sehr brav aus. Das ist sicher ein Grund, warum später vieles nicht über seine Lippen kam, viele Themen wurden nicht angesprochen. Bombardierungen erlebte er als Kind nicht, durch den Krieg verlor er ein Jahr in der Schule, sonst lief es sehr gerade für ihn.

Eine geistige Erziehung war bei uns wichtig, vieles lag aber auch im Argen, zum Beispiel der Umgang mit Körperlichkeit. Damals hieß es noch ›Körperertüchtigung‹ und in der Schule ›Leibeserziehung‹. Ich hasste Schulsport, es war nur Drill, und das Schöne an Körperlichkeit, zum Beispiel Sinnlichkeit, spielte keine Rolle. Auch in der Beziehung zu meiner Mutter war da wenig Natürliches. Zähigkeit war wichtig und der Körper durfte keine Freude machen. So mochte ich dann auch nicht gerne von meiner Mutter berührt werden, das war sicher eine Folge davon.

Intellektuell wurde viel diskutiert, auch über Krieg und Frieden. Ich musste den Kriegsdienst verweigern, das war keine Frage. Es gab in der Familie keine Spur von Aggression, es durfte nicht mal vorkommen, das Wort ›Aggression‹. Es wäre ein Tabubruch gewesen.

Entspannung habe ich nicht gelernt. Schon meine Mutter hatte als Kind den Satz gehört: ›Wenn du nichts tust, geht die Zeit vorbei und der Tod kommt herbei.‹ Ohne Tätigkeit zu sein war wie ›Du bist nichts‹, und das gab sie an uns weiter. Sie hatte früh gelernt, Verantwortung für die Gemeinschaft zu übernehmen, es war ein großer Wert bei uns, altruistisch zu sein. Das galt auch für meinen Vater. Sich langlegen und nichts tun konnte er erst, als er an Krebs erkrankte. Auch für mich gab es immer etwas zu tun. ›Wo bist du gerade? Was machst du gerade?‹ Es war eine Form der Kontrolle, die mir schwer zusetzte. So war es für mich ein Schritt zu lernen, dass ›nichts tun‹ auch gut und gesund sein kann.

Ich habe auch ein Gefühl von Familie erlebt, das mir guttat. Gerade aus der Geschichte meiner Mutter sind Werte entstanden. Mit einem einfachen Leben zufrieden zu sein, ein Weihnachten mit einer Apfelsine kann sie heute noch berühren, Hauptsache, wir sind zusammen. Es gab früher so wenig, und so haben die einfachen Werte Bedeutung. Darin liegt eine große Hoffnung verborgen für die Menschen, die im Krieg gelebt haben. Es gibt diese Werte noch, der Krieg hat sie nicht nehmen können, es gab und gibt Zusammenhalt – und den Glauben daran, der so wichtig ist. Er geht bestimmt verloren, wenn jeder nur an sich denkt.«

Die bisherigen Interviews zeigen, wie das kindliche Leid der Elterngeneration von den jetzt erwachsenen 50er- und 60er-Jahre-Geborenen wahrgenommen wurde. Im folgenden Kapitel geht es um dieses Leid der Kriegskindergeneration. Am Anfang steht ein Weihnachtsgedicht der 15-jährigen Hiltrud, das sie 1944 für ihren Vater an der Front dichtete.

Das Leid der Kriegskinder

Wieder naht die Zeit
die heilig stille Zeit
in der die Welt versinkt
die Gott uns selbst geweiht.

Es wandert in dunkler Nacht
die ewige Sternenwacht
und schaut auf die blutende Erde
der Wunde um Wunde gebracht.

Verschließ die Türe nicht!
Lass ein das Weihnachtslicht
sieh hoffend in die Sterne
und Angst und Not zerbricht!

Weit entfernt vom Städtetreiben
stand ein kleines Haus allein
möcht' es so für ewig bleiben!
Sollt' mein höchster Wunsch einst sein.

Es rauschten rechts die Pappeln lang
beim Eingang wiegten Birken leis

die Äste zierlich, weiß und schlank
drauf glitzerte des Winters Eis.

Erloschen sind die Lichter lang
entflohen ist die Zeit
es zittert in der Welt so bang
so dunkel ist es heut.

Verflogen ist der alte Klang
in Trümmern liegt das Haus
gebrochen ist die Birke schlank
der Kindertraum ist aus.

Zum Weihnachtsfest 1944 für meinen lieben Vati im Krieg

Kriegskinder sind während des Krieges aufgewachsene Kinder und Jugendliche. Für die Zeit des Zweiten Weltkriegs gehören dazu in meiner Definition die Jahrgänge ab etwa 1927 bis zu den bis Kriegsende 1945 geborenen Kindern. Sie erlebten Krieg am eigenen Leib und an eigener Seele. Mit ihren sich entwickelnden Sinnen und ihren sich entwickelnden Ichkräften waren sie immer wieder traumatischen Erfahrungen ausgesetzt. Ihr sich entwickelndes Bewusstsein über die Welt, das Leben und das Menschsein wurde davon geprägt. Viele von ihnen waren über einen langen Zeitraum oder nur für Momente mit Angst, Schrecken und Bedrohung konfrontiert, sie erlebten Zerstörung und Sterben in ihrer unmittelbaren Nähe. Sie verloren plötzlich Familienangehörige und Freunde, sie hungerten, sie verzichteten. Sie fühlten Trauer, Einsamkeit und Hilflosigkeit angesichts des Kriegsgeschehens.

In allen von mir geführten Gesprächen mit den jetzt erwachsenen Kindern der Kriegskinder wurde dies mehr als deutlich. Das Maß an übermitteltem Leid erschütterte mich jedes Mal wieder und trieb mir Tränen in die Augen, manchmal weinten wir beide. Was aber die Erfahrungen wirklich für die Betroffenen bedeuten – davon gibt es nur eine Ahnung.

Ein Großteil der in den 50er- und 60er-Jahren Geborenen hat ehemalige Kriegskinder als Eltern. Von manchen waren die Väter Soldaten und damit Kriegsaktive. 14,8 Millionen heute in Deutschland lebende Menschen haben ihre Kindheit und Jugend während der Kriegsjahre des Zweiten Weltkrieges verbracht. Sie überlebten den Krieg und die unmittelbare Nachkriegszeit.

Der 1935 geborene Altersforscher Hartmut Radebold, Professor für Klinische Psychologie, sagt im Buch *Kriegskinder. Das Schicksal einer Generation* der Journalistin Hilke Lorenz: »Bagatellisieren, Abschwächen und bewusst Vergessen und Verdrängen lautete die Devise in den Nachkriegsjahren. Wie hätte man überleben sollen, wenn man sich ganz und gar Verzweiflung und Kummer hingegeben hätte? Das Land richtete sich in einer manchmal pathologischen Normalität ein.«[16]

Die pathologische Normalität kostete jedoch ihren Preis. Standen auf der einen Seite Funktionieren und Durchhalten für das Weiterleben und den Wiederaufbau, so gab es auf der anderen Seite Betäubung, innere Leere und Ignorieren seelischer Bedürfnisse. Daraus resultierende depressive Grundstimmungen oder immer wieder aufflammende Aggression wirken bis heute. Nach einer Studie[17] der Universität Leipzig über die seelischen Folgen des Zweiten Weltkriegs leiden jede fünfte Frau und jeder zehnte Mann der Befragten aus der Kriegskindergeneration an Angstattacken im Zusammenhang mit Kriegserfahrungen. Das Zitat einer Betroffenen aus der Studie verdeutlicht: »Wer sagt, ich hätte es schwer gehabt, der irrt. Ich habe es schwer.« Hilke Lorenz sagt in diesem Zusammenhang: »Zur Bewältigung der Schrecken und Zurücksetzungen, die die Kriegskinder erfuhren, würde man heute ein Heer von Kinderpsychologen und Beratungsstellen aufbieten.«

Und das ist auch gut so. Geschieht heutzutage ein Unglück wie zum Beispiel der Amoklauf in Winnenden 2009, so erfolgen schnell psychologische Betreuungsangebote. In einigen Bundesländern gibt es bereits einen »Psychotherapeutischen Bereitschaftsdienst« entsprechend dem ärztlichen Notdienst für eventuelle Katastrophen gleich welcher Art, um eine Erstversorgung für akut traumatisierte Menschen sicherzustellen. Dies sind gute Entwicklungen, aufpassen müssen wir jedoch bei der Vorstellung, traumatherapeutische Hilfe könne die Seele von akuten Verletzungen gleich wieder heilen und vor Folgeschäden bewahren. Sie kann lediglich dazu beitragen.

Von vielleicht noch größerer Bedeutung ist die Sensibilisierung unseres Bewusstseins für die seelische Zerstörungskraft von Gewalt und damit von Krieg bis in die nächsten Generationen hinein. Ich erinnere noch einmal an den Satz von Professor Butollo: »Ist nicht der Krieg eigentlich die Krankheit und nicht die Posttraumatische Belastungsstörung?«

Das folgende Interview mit dem 1944 geborenen Joachim bringt auf unmittelbare Weise die Erfahrung eines Kriegskindes und ihre Folgen für sein weiteres Leben nahe. Auch hier ist ähnlich wie in Sebastians Geschichte spürbar, dass neben allen bleibenden Wunden Facetten einer guten familiären Bindung über die Kriegsbrüche hinweg gerettet werden konnten.

»So viel Kummer und so viel Glück«

Joachim, geb. 1944, Soziologe, erzählt

»Meine Eltern stammten aus Königsberg, meine Mutter war Sportlehrerin und mein Vater Tierarzt. Ich war das vierte Kind, mein Vater war 1939 zum Militär eingezogen worden. Meine Zeugung erfolgte mitten im Krieg, er war verwundet und lag in einer Klinik, meine Mutter durfte die Nacht bei ihm verbringen. Die Nachbarn waren über die erneute Schwangerschaft meiner Mutter entsetzt – der Krieg war doch fast verloren! Aber sie sagte immer: ›Ihr wart alle Wunschkinder. Auf dich habe ich mich auch gefreut, trotz Krieg.‹

Im Januar 1945 flüchteten wir vor den heranrückenden russischen Truppen nach Mecklenburg, und wir hatten Glück, wir Kinder durften auf dem Leiterwagen des Bürgermeisters mitfahren. Die Ernährungslage war katastrophal. Mein älterer Bruder erzählte mir, wie meine Mutter unterwegs loslief, sie wollte Milch bei einem Bauern erbetteln. Sie sah zwei Scheinwerfer auf sich zukommen und ging einfach in der Mitte weiter. Es war ein Militärlastwagen, er konnte gerade noch bremsen und sie kam mit gebrochenem Arm zurück. Es war wohl ein Selbsttötungsversuch, sie war völlig verzweifelt. Als Folge des Unfalls durften wir auf dem Lastwagen mitfahren, so hatte es noch etwas Gutes.

Wir führten in Mecklenburg nach dem Krieg ein ärmliches Leben. Meine Mutter verschwieg ihre Parteimitgliedschaft in der NSDAP und durfte als Dorflehrerin arbeiten. Meine ersten Erinnerungen aus dieser Zeit mit etwa vier Jahren sind die einer vertrauten Familie. Oft saßen wir am Abend zusammen, und das liebe ich heute noch.

Von meinem Vater gab es kein Lebenszeichen mehr. Wir dachten lange, er kommt wieder. Ich kannte ihn nicht und so hatte ich auch keine Sehnsucht nach ihm. Erst 1949 kam von einem Kameraden meines Vaters ein Brief, er sei in der Tschechoslowakei gefallen. Ich selbst war nicht traurig, aber alle anderen trauerten. Daraus entstand eine für mich neue Aufgabe: meine Mutter vor Depression zu bewahren. Sie hatte vorher eine sehr besondere Fröhlichkeit und Unbekümmertheit gehabt. Einer Freundin schrieb sie damals: ›Mein kleinster Sohn ist mein ganzer Sonnenschein, er bewahrt mich vor dem Abgrund.‹ Die Folgen davon sind mir als Erwachsener bewusst geworden, ich konnte das Leiden von Frauen nicht ertragen. Immer versuchte ich, vorsichtig zu sein, rücksichtsvoll, mich stets zur Verfügung zu stellen, um die Stimmung zu verbessern. Das Leben mittragen, selbst guter Laune bleiben, nicht wirklich Sorgen bereiten, das hat mein ganzes bisheriges Leben begleitet.

1949 brachte meine Mutter mich in den Westen zur Familie einer Tante, die anderen Geschwister blieben als Pfand bei der Großmutter in der DDR und sie selbst fuhr wieder dorthin zurück. ›Der Junge wird nicht merken, dass er jetzt bei der Tante ist und nicht bei der Mutter‹ – das meinte sie tatsächlich und es zeigt, wie damals über die Seele von Kindern gedacht wurde. Sie ließ mich allein bei mir fremden Menschen in einer mir fremden Umgebung und erst nach einem Jahr kam meine Mutter mit meinen Geschwistern ebenfalls in den Westen. Ich konnte mich nicht richtig freuen – da war eine Verbindung, aber was war daraus geworden? Erst nach mehreren Monaten wurde ich wieder glücklich.

Ein Problem als Flüchtlingskind war mein ostpreußischer Dialekt, die anderen Kinder lachten über meine Aussprache. Ein weiteres Problem war mein Onkel, er war ein ehemaliger SA-Mann, sehr laut und brutal. Ich hörte es, wenn er seine Kinder schlug, wir lebten in einer Dreizimmerwohnung mit elf Personen. Als meine Mutter mit uns Kindern dann umzog, stabilisierte sich unsere Familie. In der Gegend blieben wir jedoch immer Fremde, und so blieben wir meist für uns.

Wenn ich als Jugendlicher mit meiner Mutter über die Nazizeit sprechen wollte, sagte sie nur: ›Weißt du, Jung, vieles haben wir ja auch gar nicht gewusst.‹ Wir wurden eine weltoffene, politisch ein bisschen linke Familie. Kriegsdienstverweigerung stand für uns Jungen an, und das war noch ungewöhnlich in der damaligen Zeit. Mit 16 erfuhr ich dann: Mein Vater war gar nicht gefallen, er hatte sich das Leben genommen in den letzten Kriegsmonaten. Ein befreundeter Lehrer hatte meiner Mutter geraten, mit mir darüber zu sprechen, sie hatte es die ganze Zeit gewusst. Ich reagierte relativ gelassen darauf, ich konnte verstehen, dass jemand in größter Verzweiflung oder Angst nicht mehr weiter kann. Er hatte erlebt, wie Menschen mit Mistgabeln totgeschlagen wurden … Später spürte ich manchmal eine Trauer und einen leisen Vorwurf, er hatte sich aus meinem Leben so rausgeschlichen, er hatte mich nie kennengelernt. Es stand immer ein Foto von ihm auf der Kommode. Ein selbstverständlicher Teil meines Lebens war seine Abwesenheit.

Unsere Familienatmosphäre war immer etwas depressiv, freundlich und rücksichtsvoll, alles auf engstem Raum. Es galt das Motto: brav sein, fleißig sein und pflichtbewusst, nur keine Last für andere.

Und dann gibt es da zwei Geschichten, die mir sehr zu denken gaben und die ich von meinem ältesten Bruder während eines gemeinsamen Urlaubs als Erwachsene erfuhr. Er fragte mich unvermittelt: ›Weißt du eigentlich, dass unsere Mutter mehrmals vergewaltigt wurde?‹ Sie hatte uns als lustige Anekdote erzählt, wie einmal russische Soldaten zu ihr gekommen waren, sie hatte Windeln von mir auf die Türschwelle gelegt als Schutzmaßnahme. Und dann dieser Satz von meinem Bruder: ›Du, unsere Mutter ist mehrmals vergewaltigt worden.‹

Die zweite Geschichte betraf mich. Mein Bruder erinnerte gut, wie unsere Mutter mit ihm am Abend vor der Flucht an meinem Kinderbettchen gestanden hatte und sie ihn fragte: ›Was meinst du, soll'n wer denn das Jungelchen jetzt mitnehmen oder soll'n wer's lieber hierlassen, der kommt doch eh nicht durch.‹ ›Auf jeden Fall mitnehmen!‹ war seine Antwort. Er war acht Jahre alt. Ihr Gedanke war: Wenn wir ihn dalassen, ist er nach drei Tagen verhungert, sie sah es in dem Moment als Erlösung für mich. Später gab sie mir das Gefühl, ich sei ihr Lieblingskind, vielleicht aus Schuldgefühlen, es war eine extreme Situation gewesen, pure Verzweiflung – man kann sich das jetzt gar nicht mehr vorstellen.

Vom Krieg merke ich in mir eine Genügsamkeit und ein Gefühl manchmal großer Verlassenheit. Es kann mich in eine starke innere Unruhe bringen, an den Rand von Angst. Und lange Zeit hatte ich immer wieder das Gefühl: Ich habe auf Mitmenschen keinen Einfluss. Und ich muss meine Nöte mit mir selbst ausmachen. Ich kann gut Kontakt zu anderen Menschen herstellen, aber in der Tiefe bin ich doch einsam und zurückgezogen. Außerdem brauche ich für alle Situationen einen Plan B. Wenn im Leben auf nichts wirklich Verlass ist, muss ich aufpassen. Es muss kein Joker sein, aber eine zweite Karte, sollten alle Stricke reißen, habe ich Plan B fürs Überleben.

Manchmal bekomme ich gespiegelt, mir fehle so manches Männliche, Dominanz zum Beispiel. Dieses herkömmliche Bild von Männlichkeit wurde oft von mir erwartet. Natürlich habe ich Unzulänglichkeiten, die mich auch in Probleme bringen können, aber diese alte Art der Männlichkeit möchte ich gar nicht. Ich komme in meinem Leben gut zurecht mit dem Hintergrund meiner Biografie. Es gibt mir Lebenssinn, für andere und für Frieden zu sorgen. Dazu gibt es eine Kindheitsgeschichte: Es ist Sonntagnachmittag, alle sind zu Hause und ich nehme mein Portemonnaie mit dem gesparten Taschengeld. Ich gehe zum neuen Eissalon, kaufe ein kleines Eis mit richtigem Geschmack, etwas ganz Besonderes, wie ich es sehr liebe. Ich komme damit nach Hause und verteile das ganze Eis an die anderen … So hat es in meinem Leben immer funktioniert und ich möchte es gar nicht ändern – obwohl es mit Krieg und der Nachkriegszeit zu tun hat.

Meine Mutter wurde im höheren Lebensalter sehr depressiv, wir machten uns oft Sorgen um sie. Ich musste bei allem Mitgefühl lernen, mich abzugrenzen, und schaffte es erst spät als Erwachsener, mich nicht zu sehr einbinden zu lassen. Ich konnte ihr Leid spüren, aber ich ließ mich davon nicht mehr zu Handlungsunfähigkeiten verleiten. Mein Leben sollte nicht mehr im Dienst ihres Glückes stehen.

Ein für mich wichtiges Kriegsthema ist das der Schuld. Die kollektiven Schuldzuweisungen an die Deutschen fand ich früh schon ungerecht, ich selbst durfte nicht über meine Erfahrungen sprechen. Und es gibt noch einen anderen Aspekt von Schuld: Jahrzehntelang hatte ich eine quälende Bindung an das Unglück der anderen und durfte deshalb niemanden noch unglücklicher machen. Diese Schuld bezog ich immer auf mich. Politisch konnte ich dafür Wege finden. Vor einigen Jahren lernte ich drei junge orthodoxe Juden kennen und im Gespräch entstand plötzlich eine Atmosphäre von: ›Jetzt muss ich deklarieren, welches Nazi-Höhen-Niveau meine eigenen Eltern erklommen haben.‹ Ich konnte mich dem nicht entziehen, ich fing an, detailliert wie unter Zwang Auskunft zu geben. Sie fragten vorsichtig nach, es war keine Gerichtsverhandlung, und doch kam es mir so vor. Irgendwann sagte ich: ›Jungs, ich bin euch keine Rechenschaft schuldig. Mein Leben war es nicht und eures auch nicht. Ihr seid Erben und traumatisiert in euren Familien, ich bin Erbe und traumatisiert in meiner Familie – wir stehen hier als Stellvertreterteam.‹ Es interessierte mich nie wirklich, ob mein mir unbekannter Vater Verbrechen begangen hat oder ob meine Mutter vielleicht jüdische Mädchen aus ihrem Sportklub ausschloss. Manche Menschen recherchieren das und tragen an ihren Eltern eine schwere Last. Wie soll ich es beurteilen, wie soll ich darüber richten – ich weiß es ja nicht wirklich, ich selber war ein Kind.

Mein Lebensbilanz-Motto könnte heißen: ›So viel Kummer und so viel Glück.‹ Zu ›Glück‹ gibt es in meiner Erinnerung einen Moment tiefer Glückseligkeit: Wir sind noch in der DDR, wir Kinder liegen in einem gemeinsamen Bett, es ist Schlafenszeit und unsere Mutter hat ein Säckchen mit Kirschkernen auf dem einzigen Ofen warm gemacht. Jeder von uns darf sich reihum an diesem Kirschkernsäckchen einmal wärmen. Es war ein völliges Miteinander-verschmolzen-Sein, der Inbegriff von Geborgenheit, und so einfach …«

Kindheit und Krieg

2,5 Millionen Kinder hatten nach dem Zweiten Weltkrieg in Deutschland nur noch einen Elternteil wie Joachim, 100 000 wurden Vollwaisen. In der Übernahme der Verantwortung für Aufgaben, die eigentlich Erwachsene tragen, lernten die Kriegskinder früh, dass kaum jemand in der Lage war, sich ihrem Leid zuzuwenden. Die Erwachsenen hatten selbst mit Schrecken und Leid, mit Überleben zu tun. Alle mussten funktionieren. Dies hatte Folgen für das gesellschaftliche Leben der Nachkriegszeit und für die nächste Generation.

Hilke Lorenz führt dazu aus: »Die Zeitzeugen wollen deutlich machen, dass der Krieg in all seinen Erscheinungsformen und Folgen tief in die bundesdeutsche Gesellschaft hineingewirkt hat. Dass er im Inneren von vielen weiterging, die nach außen Frieden spielten. Auch wir, die Nachgeborenen, sind noch nicht ganz im Frieden angekommen. Zu unserem Erbe gehört ein Raum der Erinnerung, der mit ›Krieg‹ beschriftet ist. Wir sollten ihn gemeinsam mit denen öffnen, denen die Erinnerungen gehören und die erzählen wollen.«[18]

Und so ist es ebenso von Bedeutung, den Kindern der Zeitzeugen zuzuhören, denn sie nahmen vieles aus ihrer Herkunftsfamilie auf, subtil oder unmittelbar, in direkter oder in verschlüsselter Sprache. Manche von ihnen wurden ungewollt zum Katalysator des seelischen Leids ihrer wichtigsten Bindungspersonen, ihrer Eltern. Diese hatten in ihrer Kindheit oft keinen sicheren Ort des Trostes und der Entlastung gefunden, die im kindlichen Vertrauen eingegangenen Bindungen wurden nur zu oft belastet oder gingen verloren.

Der 65-jährige Joachim benennt die unsichere Verbindung zur Mutter und die kriegsbedingte Verlassenheit. Frankas Mutter organisierte als Neunjährige die Essensversorgung der Familie, Sebastians Mutter hielt als Zwölfjährige Wache angesichts der Gestapo-Gefahr. Corinnas Vater kann bis heute nur im Reporterstil über seine Erlebnisse berichten, ihre Mutter konnte zeit ihres Lebens keinen Trost finden für den Verlust ihrer Puppe. Miriams Mutter fand sich 18-jährig plötzlich allein auf der Flucht, ihr Vater überlebte die Judenverfolgung im Ausland, ihre Tante als Kind versteckt in einem Nonnenkloster. Barbaras Vater erlebte die Zerstörung seines Elternhauses, ihre Tante lebte noch zwei

Jahre nach Kriegsende als Jugendliche in Angst vor Vergewaltigung, ihre Mutter verlor die eigene Mutter auf der Flucht.

Die Anforderung zu funktionieren wird für die Kinder und Jugendlichen wie auch für die damaligen Erwachsenen gravierende Folgen für ihre seelische Entwicklung gehabt haben. Ein von Hilke Lorenz interviewtes ehemaliges Kriegskind beschreibt das Funktionieren bei nächtlichem Bombenalarm, einer Akuttraumatisierung: »Wenn die Familie dann zurück ins Wachsein gerissen wurde, versuchte jeder zu funktionieren wie ein Uhrwerk. Jeder Handgriff beim Aufbruch saß, denn ein Alarm war ein Wettlauf mit dem Tod. Überlegen musste man da gar nichts mehr oder nur das, was jetzt wichtig war.«[19]

Aus psychologischer Sicht bedeutet dies auch: Fühlen durfte man gar nichts mehr. Die Seele hatte keinen Raum – und sie bekam ihn auch später nicht. Aus bindungspsychologischer Sicht führten die traumatischen Kriegserfahrungen auch zu Bindungstraumatisierungen.

Der Schriftsteller Hans Erich Nossack thematisierte 1948 als einer der ersten in der deutschen Nachkriegsliteratur die Schrecken des Bombenkriegs anhand der Zerstörung seiner Heimatstadt Hamburg. 791 Bomber und Kampfflugzeuge des britischen Bomber Commands flogen im Sommer 1943 einen Gegenangriff und Vergeltungsschlag für den Angriff der Deutschen auf Großbritannien. Das Unternehmen trug den biblischen Namen Gomorrha, nach einer Stadt aus dem Alten Testament:

In der Geschichte sucht Gott Abraham auf, um ihm mitzuteilen, dass er die Städte Sodom und Gomorrha zerstören werde, wenn das sündige Verhalten ihrer Bewohner tatsächlich so schlimm sei wie gehört. Abraham fragt Gott, ob er wirklich Schuldige und Unschuldige ohne Unterschied vernichten wolle und Gott versichert ihm, Sodom zu verschonen, wenn sich nur zehn anständige Menschen darin finden ließen. Er schickt zwei Engel zu Abrahams gottgefälligem Neffen Lot, der die beiden Engel gastfreundlich bei sich aufnimmt. Sie werden aber von den Einwohnern Sodoms angefeindet und zwingen Lot, ihnen seine Gäste zu übergeben. Im 1. Buch Mose heißt es dazu: »Da ließ der Herr Schwefel und Feuer regnen vom Himmel herab auf Sodom und Gomorrha und die ganze Gegend und alle Einwohner der Städte und was auf dem Lande gewachsen war.« Die Engel retten Lot und seine Familie vor dem Untergang. Als Lots Frau entgegen einem von den Engeln ausgesprochenen Verbot auf die Stadt zurücksieht, erstarrt sie zu einer Salzsäule. Aus traumatherapeutischer Sicht findet sie damit Halt in seelischer Erstarrung.

Die Bombenangriffe auf Hamburg dauerten zehn Tage und verliefen in mehreren Angriffswellen. Etwa 37 000 Menschen kamen dabei ums Leben, 40 000 wurden verletzt, 227 0000 Wohnungen wurden zerstört.

Hans Erich Nossack schreibt: »Die, von denen man wusste, dass sie grausame Stunden erlebt hatten, die brennend durch Feuer gelaufen und über verkohlte Leichen gestolpert waren, vor deren Augen und in deren Armen Kinder erstickten, die ihr Haus zusammenstürzen sahen – warum klagten und weinten sie nicht?«[20]

Auch Corinnas Vater erlebte als Jugendlicher den Hamburger Feuersturm und sein verzweifelter Satz »Krieg ist das Schlimmste« mag in dieser Erfahrung wurzeln.

Das Erleben der Hilflosigkeit von Erwachsenen ist ein bindungsbelastender Aspekt für Kriegskinder. Kinder, wie eigentlich alle Menschen, halten Bedrohungserfahrungen besser aus, wenn Sicherheit spendende Bezugspersonen zur Verfügung stehen. Sind diese jedoch selbst der Verzweiflung ausgeliefert, bekommt die instinktive Schutzsuche keine Resonanz. Manche Kinder versuchen dann ihrerseits zu trösten, zu lindern und zu retten. Eigene Gefühle und Bedürfnisse werden zurückgestellt, und so werden diese Kinder seelisch erwachsen in einem kindlichen Dasein. Krieg fordert dies Kindern und Jugendlichen ab und schafft Bedingungen, die die natürliche Ordnung zwischen Eltern und Kindern zerstören: hier die Schützenden, dort die Schutzbefohlenen, hier die Versorger, dort die zu Versorgenden, hier die Leitenden, dort die sich Entwickelnden, hier die Welt-Bewahrenden, dort die Welt-Entdeckenden. Im Krieg verlieren Kinder und Jugendliche eine elementare Kraft, die Kindheit und Jugend kennzeichnet: Vertrauen in die Welt der Erwachsenen, die einmal ihre Welt werden wird, und damit Vertrauen ins Leben.

Die klinische Definition von Trauma lautet nach Fischer/Riedesser: »Ein psychisches Trauma ist ein Diskrepanz-Erlebnis zwischen bedrohlichen Situationsfaktoren und den eigenen Bewältigungsmöglichkeiten. Es geht mit Gefühlen der Hilflosigkeit und schutzloser Preisgabe einher und bewirkt eine dauerhafte Erschütterung von Selbst- und Weltverständnis.«[21]

Die Kriterien der Posttraumatischen Belastungsstörung werden im ICD-10, der Internationalen Klassifikation psychischer Störungen der Weltgesundheitsorganisation WHO, folgendermaßen beschrieben: »Typische Merkmale sind: Das wiederholte Erleben des Traumas in sich aufdrängenden Erinnerungen oder in Träumen vor dem Hintergrund eines andauernden Gefühls von Betäubtsein und emotionaler Stumpfheit. Gleichgültigkeit gegenüber anderen Menschen, Teilnahmslosigkeit der Umgebung gegenüber, seelische Erstarrung sowie Vermeidung von Aktivitäten und Situationen, die Erinnerungen an das Trauma wachrufen könnten. Manchmal kommt es zu akuten Ausbrüchen von Angst, Panik oder Aggression, ausgelöst durch plötzliches Erinnern. Gewöhnlich tritt ein Zustand vegetativer Übererregung auf, eine übermäßige Schreckhaftigkeit und Schlaflosigkeit. Angst und Depressionen sind oft damit verbunden, übermäßiger Alkoholkonsum kann als komplizierender Faktor hinzukommen. Späte chronifizierte Folgen von extremer Belastung, das heißt solche, die noch Jahrzehnte nach der belastenden Erfahrung bestehen, können in eine andauernde Persönlichkeitsänderung übergehen.«[22]

Die Kriegskindergeneration war verschiedenen Formen psychischer Traumatisierung ausgesetzt und hatte wenig Möglichkeiten, das damit verbundene Leid zu verarbeiten. Dies bereitete den Boden für Verdrängung, Verleugnung und emotionalen Rückzug als Form der Traumaabwehr. Sie funktioniert so lange, bis etwas daran rührt: ein Geräusch, ein Wort, ein Geruch, ein Foto – oder aber eine Anforderung, sich emotional zu öffnen. Denn die Seele verschließt über Verdrängen und Vergessen auch ihren großen Reichtum: Spüren und Fühlen, Wahrnehmen und Verstehen, Hinschauen und Hinhören, Mitschwingen mit anderen, Lieben – alles, was Menschen für ihren inneren Frieden brauchen und was Kinder benötigen, um in sicherer, liebevoller Bindung aufwachsen zu können.

Eine besondere Form der Bindungstraumatisierung für die Kriegskinder bestand in der sogenannten Kinderlandverschickung. Zunächst als freiwillige Schutzmaßnahme für die Reichskinder initiiert, wurde sie später auch angeordnet und mündete in nationalsozialistischen Erziehungs- und Ausbildungslagern. Die Kinderlandverschickung bedeutete Trennung von den Familien und staatliche Erziehung. Der frühere Bremer Bürgermeister Hans Koschnick beschreibt in Hilke Lorenz' Buch *Kriegskinder*:

»Nachdem sich schon Ende 1940 herausstellte, dass die großsprecherische Versicherung der NS-Führung, es werde ›kein feindliches Flugzeug in den deutschen Luftraum eindringen können, um deutsche Wohngebiete zu gefährden‹, sich nicht bewahrheitete, entwickelte man den Plan, die Schulkinder aus den besonders gefährdeten Großstädten in andere Regionen des Deutschen Reiches zu verbringen. Man widmete Hotels, Jugendherbergen und Erholungsheime um als geeignete Gebäude für einen mehrmonatigen Daueraufenthalt von Schulklassen. Die Lehrer mussten die Klassen begleiten, für die außerschulische Erziehung wurde ihnen von der Hitler-Jugend eine Führungskraft beigegeben. (…) fast bis zum Kriegsende haben Hunderttausende von Jungen und Mädchen diese verordnete Trennung von der Familie in der Regel klaglos hingenommen.«[23]

Die Kriegskinder waren während des Zweiten Weltkriegs einer vielfältigen Traumatisierung ausgesetzt:

- Sie erlebten das unmittelbare Kriegsgeschehen mit Bombardierung, Zerstörung, Verletzten und Toten.
- Sie gerieten immer wieder in massiv Angst machende Situationen.
- Sie erlebten Flucht, Vertreibung und Verlust ihres Zuhauses.

Auf der Bindungsebene wurden sie erschüttert

- durch verunsicherte, haltlose und selbst traumatisierte Familienangehörige,
- durch den Tod von Eltern oder anderen nahen Familienangehörigen,
- durch mangelnde physische Versorgung, vor allem mit Hunger in einem Lebensalter, in dem Eltern für die Versorgung als zuständig erlebt werden,
- durch die Kenntnis nationalsozialistischer Täterschaft innerhalb der eigenen Familie,

- durch die Kenntnis oder das Erleben nationalsozialistischer Verfolgung und Vernichtung naher Familienangehöriger,
- durch eine seelenverleugnende Erziehungshaltung des Nationalsozialismus in Familien und staatlichen Erziehungsinstitutionen.

Auch in der weiteren Lebensentwicklung setzte sich der Mangel an emotionaler Sicherheit fort. Wie sehr die Eltern-Kind-Bindung durch die Maxime des Nationalsozialismus belastet wurde, wird im nächsten Kapitel deutlich.

Bindung und Nationalsozialismus

Wer ist wach
ganz allein
auf dieser schlafenden Erde
in der Luft
die zwischen den bewegungslosen Blättern
schlummert?

Wer ist wach
in den stillen Nestern der Vögel
in den verschwiegenen Kelchgewölben
der Blumenknospen?

Wer ist wach
in den zitternden Sternen
der Nacht?

Wer ist wach
in dem pochenden Schmerz
tief in meinem Inneren?

Rabindranath Tagore

Schon vor der Herrschaft des Nationalsozialismus erschwerten die preußischen Erziehungsideale eine sichere Bindung der Kinder zu ihren Eltern. Als Werte galten die Unterdrückung der emotionalen Welt und der seelischen Bedürfnisse, die Unterdrückung der Ichidentität und des Freiheitsstrebens, unbedingter Gehorsam, Unterordnung in Hierarchien und Autoritätsergebenheit. Aufopferung war ein Lebenswert, der von militärischen Paradigmen geprägt war, und auch andere Werte aus dem militärischen Alltag wurden für die Kindererziehung ohne Differenzierung übernommen. Die nationalsozialistische Erziehungsdoktrin baute auf diesen Paradigmen auf und nutzte sie für die Durchsetzung ihrer Lebensphilosophie. Bei der unmittelbaren Kriegstraumatisierung waren Kinder ebenso wie Eltern betroffen, die nationalsozialistische Erziehungshaltung bewirkte eine Bindungstraumatisierung, die subtil, infiltrierend und emotional vergiftend war. Sie trennte Kinder seelisch von ihren Eltern und Eltern von ihren Kindern.

Der Schweizer Historiker Gregor Dill benennt in seinem Buch *Nationalsozialistische Säuglingspflege*[24] die unbewusste Fortführung von NS-Erziehungsprinzipien auch nach dem Zweiten Weltkrieg. Staatsorgane wie die Hitler-Jugend und die Führung der Schulen wurden in Aufarbeitungsversuchen deutlich kritisiert, in den Familien selbst wurde aber noch lange nach gängigen Erziehungsvorstellungen gehandelt. Deren Inhalte waren mit meist großem Propagandaaufwand den Müttern vermittelt worden. Im Dritten Reich hatte die nationalsozialistische Erziehungsdoktrin den Versuch unternommen, ein kollektives Wir zu installieren, das für Beeinflussung, Machtinteressen und narzisstische Überhöhung missbraucht werden konnte. Das Kind und später der Erwachsene sollten bereit sein, sich für das deutsche Volk aufzuopfern, wehrfähig zu werden und den Zielen der nationalsozialistischen Stabsführung zu entsprechen. Dafür wurde das aus einer gesunden seelischen Entwicklung heraus entstehende Ich mit eigenen Bedürfnissen, eigenem Selbstwert und eigenem Willen geopfert. Erziehung wurde politisiert und damit auch das Bindungsgeschehen zwischen Eltern und Kindern.

Nationalsozialistische Erziehungsratgeber aus der Zeit von 1933 bis 1945 wurden bis weit in die Nachkriegszeit hinein verlegt und hatten hohe Verkaufszahlen. Beim Lesen dieser Bücher fällt auf, dass die Halt und Kraft gebende Nähe zwischen Mutter und Kind und die kindlichen Bedürfnisse und Impulse bekämpft wurden. Am bedeutsamsten sind hier die Erziehungsratgeber der Münchner Ärztin Johanna Haarer. Sie wurde 1900 geboren und war verheiratete Mutter von Zwillingen. 1934 erschien ihr Erziehungshandbuch *Die deutsche Mutter und ihr erstes Kind*, 1936 der Fortsetzungsband *Unsere kleinen Kinder* und 1939 das Lesebuch *Mutter, erzähl von Adolf Hitler*. Alle drei Bücher wurden große Erfolge, was auch den staatlichen Propagandaorganen zu verdanken war. *Die deutsche Mutter und ihr erstes Kind* erreichte bis Kriegsende eine Gesamtauflage von 690 000 Exemplaren und wurde vom *Völkischen Beobachter* als ein wundervolles Werk für jede frisch verheiratete Frau empfohlen. Die Soziologin Sigrid Chamberlain veröffentlichte 1997 eine hervorragende Analyse dieses Ratgebers unter dem Titel *Adolf Hitler, die deutsche Mutter und ihr erstes Kind*. Der von ihr geprägte Begriff »Die Verweigerung des Antlitz« erfasst die vorprogrammierte Bindungsstörung des nationalsozialistischen Erziehungsstils und die tief greifende Verletzung der geistig-seelischen Würde von Menschen.

Liest man Haarers Ratgeber unter bindungspsychologischen Aspekten, fällt folgende Empfehlung für ein Bindungsverhalten auf:

- möglichst wenig physische Nähe zwischen Mutter und Kind von Geburt an,
- größtmögliche emotionale Distanz,
- Beschränkung auf die notwendige Versorgung des Kindes in seinen physiologischen Bedürfnissen wie Hunger und Sauberkeit,
- Missachtung der Bedürfnissignale von Babys, die sie durch Schreien und Wimmern zu äußern in der Lage sind.

Ein Zitat von Johanna Haarer macht dies deutlich: »Liebe Mutter (…) fange nur ja nicht an, das Kind aus dem Bett herauszunehmen, es zu tragen, zu wiegen, zu fahren oder es auf dem Schoß zu halten, es gar zu stillen, wenn es das möchte. Das Kind wird nach Möglichkeit an einen stillen Ort abgeschoben, wo es allein bleibt, und erst zur nächsten Mahlzeit wieder hervorgenommen.«[25]

Kinder bei Gefühlsäußerungen schreien zu lassen und ihre Signale nicht zu beantworten, wurde nun auch staatlich verordnetes Erziehungsprinzip. Selbst das von seinen Bezugspersonen völlig abhängige neugeborene Kind hatte sich unterzuordnen. Die Angst, das Kind sonst nicht mehr lenken zu können, wurde den Eltern systematisch ins Bewusstsein gepflanzt. Das Kind sollte möglichst früh lernen, die Welt in Befehlshaber und Gehorchende einzuteilen. In einer Elternschaft ging es nicht um eine liebevolle Beziehung zum Kind, sondern um Machtverhältnisse, und in diesem Sinne entsprach diese Haltung der politischen Vorstellung der Volksführung. Der Eigenwille des Kindes erhielt keinen Spielraum, und dies geschah auf dem Weg des konsequenten Ignorierens der Bedürfnisäußerungen von Kindern. Nach heutigen bindungspsychologischen Erkenntnissen wird ein kleines Kind dadurch in einen chronischen Spannungszustand versetzt, ist doch das ganze natürliche Bindungssystem eines Menschen ausgerichtet auf Kontaktsuche.

Die Erziehungsprinzipien von Haarer richteten sich vor allem auf den praktischen Alltag zwischen Mutter und Kind, wie Körperpflege und Ernährung, die seelische Entwicklung des Kindes fand kaum Beachtung. Der junge Mensch sollte nach Haarer »Gehorsam aufs Wort« lernen und das Kind sollte nie die Erfahrung machen, dass Befohlenes ungetan bleiben könne. Andernfalls »hat die Mutter für alle Zukunft einen schweren Stand«[26]. Selbst ein schreiender Säugling sollte tun, was die Mutter befahl. Gehorchte er nicht, wurde er »kaltgestellt«, das heißt in ein Zimmer eingeschlossen, bis er sein Verhalten änderte. Dies bedeutete: Die Säuglinge resignierten und zogen sich in sich zurück. Sie machten die Erfahrung, in ihrer vegetativen Spannung, ihren Ängsten und ihrer Einsamkeit, in ihrer Sehnsucht, in ihrem Hunger und ihrer Müdigkeit nicht wahrgenommen zu werden. Sie hätten ein fürsorgliches und liebevolles Gegenüber gebraucht und waren der Haltung ihrer Bezugspersonen hilflos ausgeliefert.

Johanna Haarer merkt dazu an: »Man glaubt gar nicht, wie früh und wie rasch ein Kind ein solches Vorgehen begreift«[27], und man meint, ihr Macht-Vergnügen darin zu hören. Die Selbstständigkeit des Kindes bestand in der freiwilligen Befolgung von Befehlen der Erwachsenen. Auch diese Maxime gab es noch häufig in den 50er- und 60er-Jahren. Selbstständigkeit war nicht eigenes Wahrnehmen, Denken und Fühlen, sondern Gehorchen aus freiem Willen. Dieser Doppelbotschaft waren viele Kinder ausgesetzt, sie gipfelte in dem sadistischen Auftrag, die vermeintlich verdiente Strafe selbst zu erbitten und den Stock, mit dem geprügelt wurde, selbst zu holen.

Gregor Dill bemerkt in den nationalsozialistischen Erziehungsratgebern eine rigorose Abwesenheit elementarer menschlicher Gefühle. Empathie, Mitgefühl und liebevolle Zuwendung waren keine Selbstverständlichkeit mehr im Leben. Dadurch gehörte der innere Schmerz der inneren Leere unvermeidbar zum Leben dazu. An viele Kinder der in den 50er- und 60er-Jahren Geborenen wurde dies unreflektiert von ihren bindungstraumatisierten Müttern und Vätern weitergegeben. Die Suche nach Erlösung aus innerer Einsamkeit, aus Schuldzuweisung und Versagen, aus dem Bemühen, liebenswert zu sein und es besser zu machen, kennen viele der heutigen Erwachsenen.

Der J. F. Lehmanns Verlag war ein nationalsozialistischer Verlag. 1945 gab es durch die US-amerikanischen Besatzungstruppen ein Verbot für nationalsozialistisch geprägte Verlage und die Rechte für das Werk *Die deutsche Mutter und ihr erstes Kind* wurden 1949 an den Lätare Verlag nach Nürnberg verkauft. Der Titel wurde leicht verändert in *Die Mutter und ihr erstes Kind.* Erst 1985 wurde die Kontinuität der Haarer-Bücher erstmals öffentlich infrage gestellt und als ein »typisches Lehrstück unbefangener bundesdeutscher Vergangenheitsbewältigung« disqualifiziert, wie Gregor Dill es beschreibt. Die letzte Auflage des Erziehungsratgebers von Johanna Haarer wurde 1986 gedruckt.

Staatlich verordnete Bindungstraumatisierung: Die Hitler-Jugend

Der Knabe

Ich möchte einer werden so wie die,
die durch die Nacht mit wilden Pferden fahren,
mit Fackeln, die gleich aufgegangenen Haaren
in ihres Jagens großem Winde wehn.

Vorn möcht ich stehen wie in einem Kahne,
groß und wie eine Fahne aufgerollt.
Dunkel, aber mit einem Helm von Gold
der unruhig glänzt.

Und hinter mir gereiht
zehn Männer aus derselben Dunkelheit
mit Helmen, die, wie meiner, unstät sind,
bald klar wie Glas, bald dunkel, alt und blind.

Und einer steht bei mir und bläst uns Raum
mit der Trompete, welche blitzt und schreit,
und bläst uns eine schwarze Einsamkeit,
durch die wir rasen wie ein rascher Traum:

Die Häuser fallen hinter uns ins Knie,
die Gassen biegen sich uns schief entgegen,
die Plätze weichen aus: wir fassen sie,
und unsere Rosse rauschen wie ein Regen.

Rainer Maria Rilke[28]

Die Politisierung der Erziehung im Dritten Reich hatte ihr Hauptfeld in der Hitler-Jugend, die von der Staatsmacht für eigene Zwecke installiert und als NS-Ausbildungsorganisation für Kinder und Jugendliche genutzt wurde. Baldur von Schirach, Chef der Hitler-Jugend, sagte schon 1936 während einer Rede zur Sonnenwendfeier auf der Zugspitze:

»Nicht die Kraft des Verstandes bestimmt den Wert eines Menschen, sondern ein treues und tapferes Herz. Unsere Weltanschauung ist eine Sache des Herzens. Für uns ist das Gefühl mehr als der Verstand. Ein Arbeiterjunge, dessen Herz heiß für unseren Führer schlägt, ist für Deutschland wesentlicher als ein hochgebildeter Ästhet, der jede Regung seines schwächlichen Gefühls mit verstandesmäßiger Überlegung bekämpft. Er wird in der Stunde der Not unseres Vaterlandes bestimmt nicht wissen, wo er hingehört, wird immer außerhalb der Gemeinschaft stehen, weil er nicht die Kraft hat, die Gemeinschaft zu erleben.«[29]

Die Kraft einer Sprache, die verschüttete Sehnsüchte anzusprechen vermag, ist hier spürbar. Wurde in der Mutter-Kind-Bindung emotionale Resonanz eher versagt, hatte die Hitler-Jugend psychologisch gesehen das Ziel, jungen Menschen ein bindendes Gemeinschaftsgefühl zu vermitteln. Lehrer und Erzieher wurden dafür auf das nationalsozialistische Erziehungsprogramm verpflichtet.

Die NS-Pädagogin Liesl Schmidt sagte 1934: »Erziehen bedeutet nichts anderes als führen, Erziehung des deutschen Jungen, des deutschen Mädels zum deutschen Menschen.«[30] Und in einem1938 veröffentlichten Erlass des Reichserziehungsministeriums hieß es: »Der Lehrerführer ist dazu verpflichtet, allem voran im Dienste der Gesamtheit zu echter Hingabe an Volk und Führer zu befähigen. Zu diesem Zwecke muss der junge Mensch in die geschichtliche Gemeinschaft seines Volkes eingegliedert werden.«[31]

Die Hitler-Jugend verfügte bald über die Alleinherrschaft bei den Jugendorganisationen, nicht nationalsozialistisch kontrollierte Jugendverbände wurden verboten – und das traf besonders die der Kirchen.

In einer Anweisung an die Staatsbeamten, ihre Kinder in die Hitler-Jugend zu schicken, schreibt Rudolf Hess, Stellvertreter Hitlers 1935: »Nur wenn alle deutschen Jungen und Mädchen von der Hitler-Jugend an durch die nationalsozialistische Lebensschule gehen, wird das deutsche Volk einer gesicherten Zukunft entgegensehen.«[32]

Als die Mitgliedschaft zur Hitler-Jugend 1939 zur Pflicht wurde, gehörte ihr bereits mehr als die Hälfte der Jugendlichen an, die einen arischen Nachweis hatten.

Die NS-Erziehungsdoktrin nutzte bindungspsychologisch gesehen die frühe Bindungssuche mit den dazugehörenden Bedürfnissen nach Nähe und Verbundenheit. Das Versprechen eines emotionalen Haltes weckte die Hoffnung, doch noch die in der Tiefe schmerzlich vermisste Geborgenheit und Zugehörigkeit zu finden. Die Wirkung der Hervorhebung von Kameradschaft unter den Soldaten und die Inszenierungen von Massenerleben während der nationalsozialistischen Propagandaveranstaltungen kann verstanden werden als erst vom Bewusstsein abgespaltene und dann wieder projizierte Bindungssehnsucht, um dadurch der inneren Leere doch noch zu entkommen.

Die Folgen der NS-Erziehung für die Bindungsentwicklung

Die politisierte NS-Erziehungsdoktrin lässt sich zusammenfassend kennzeichnen mit

- der konsequenten Nichtbefriedigung früher Bindungsbedürfnisse,
- der Missachtung und Verleugnung der Seele von Kindern und Jugendlichen,
- daraus folgender Erzeugung eines schmerzlichen seelischen Hungers, der nach Erlösung suchte, und
- der Überführung der Sehnsucht in ein Kollektiv, das Halt, Geborgenheit und Anerkennung endlich zu geben versprach.

Die Kriegskinder-Generation hatte neben den realen Schrecken des Krieges an einem inneren Bindungsverlust zu tragen, der die weitere seelische Entwicklung beeinflusste und an die eigenen Kinder weitergegeben wurde. Auch in den 50er- und 60er-Jahren waren häufige Merkmale der Erziehung das Verweigern emotionaler Nähe, das Ignorieren seelischer Bedürfnisse und das Festhalten an starren Regeln mit einer Überbewertung von Ordnung und Sauberkeit. Aufgezwungene Rhythmen waren wichtiger als ein lebendiger Fluss von Geist und Seele, Funktionieren blieb eines der wichtigsten Lebensprinzipien. Den erwachsen werdenden Kindern gelang es nur langsam und mühevoll, abgespaltene und ihnen verweigerte Seiten der Seele zurückzuerobern.

Für die Elterngeneration stellt sich die Frage: Wie konnte sie ihre traumatischen Kriegserfahrungen vor dem Hintergrund der verinnerlichten nationalsozialistischen Erziehungsprinzipien nach dem Krieg verarbeiten? Nähe und Geborgenheit des menschlichen Miteinanders waren ihnen vom Prinzip her verweigert worden, dies wirkte auch auf einer kollektiven Ebene. Wie konnten Trauer, Kummer, Verzweiflung und Angst ausgedrückt werden vor dem Hintergrund kollektiver Verleugnung seelischen Geschehens? Wie konnte berechtigter und stärkender Zorn wahrgenommen werden vor dem Hintergrund der Verweigerung des eigenen Willens? Wie konnte nach Unterstützung gefragt werden, wenn dies von Lebensbeginn an konsequent unterbunden worden war?

Der Kriegskinder-Generation blieb der notwendige Seelenraum dafür verschlossen.

Die Traumaforschung zeigt, wie wichtig neue und gute zwischenmenschliche Erfahrungen sind, um seelischen Schmerz zu verarbeiten und Vertrauen wiederzugewinnen. Werden kollektive Schuld und Scham im Nachkriegsdeutschland als psychologischer Faktor mit einbezogen, wird deutlich, dass die Kriegserfahrungen nicht wirklich verarbeitet werden konnten. Es wundert nicht, dass sie in die Folgegeneration wirkten, und es wundert nicht, dass in der jetzigen Generation der alten Menschen viel unerkanntes psychisches Leid vorhanden ist.

Ende der 60er-Jahre leitete die von Studenten ausgehende Protestbewegung eine Transformation der seelenverweigernden Erziehungshaltung ein. Die Suche nach neuen Modellen und Erfahrungen auch mithilfe von Psychotherapie, Philosophie, Kultur und Kunst sowie politischer Aktivität erfasste die Nachkriegsgeneration. Ein frühes Wegstreben aus der Herkunftsfamilie war typisch für die in den 50er- und 60er-Jahren Geborenen. Das Suchen nach anderen kollektiven Lebensmöglichkeiten wie zum Beispiel in Wohngemeinschaften und politische Gruppierungen prägten die gesellschaftliche Landschaft. Auch destruktive Formen gehörten dazu. Die Aufarbeitung der weitergegebenen transgenerationalen Traumatisierung konnte nicht in den eigenen Familien stattfinden. Diese waren häufig Orte der Ungeborgenheit und des Unverständnisses. So fand die Suche außerhalb der Familien statt, was die schon bestehende Kluft zwischen den Generationen noch vergrößerte.

Für das Verstehen des Leids der Kriegskinder-Generation und seine transgenerationale Weitergabe scheint es psychologisch bedeutsam, die nationalsozialistische Bindungstraumatisierung in die Kriegstraumatisierung einzubeziehen. Die fehlende seelische Sicherheit durch den Krieg und die gleichzeitige Verweigerung dieser Sicherheit durch die nationalsozialistische Haltung führten zu einer seelischen Verletzung mit allen daraus entstehenden individuellen und kollektiven psychischen Problemen.

Beziehung und Erziehung mit belasteter Seele

Lass mich langsamer gehen, Gott,
entlaste das eilige Schlagen meines Herzens
durch das Stillwerden meiner Seele.

Lass meine hastigen Schritte stetiger werden
mit dem Blick in die Weite der Ewigkeit.

Gib mir inmitten der Verwirrung des Tages
die Ruhe der ewigen Berge.

Löse die Anspannung meiner Nerven und Muskeln
durch die sanfte Musik der singenden Wasser,
die in meiner Erinnerung lebendig sind.

Lass mich die Zauberkraft des Schlafes erkennen,
die mich erneuert.
Lehre mich die Kunst
des freien Augenblicks.

Gebet aus Afrika

Kriegskinder als Eltern

Im März 2009 lief im ZDF der dreiteilige Historienfilm *Krupp – Eine deutsche Familie*. In einer Rückblende erzählt die 76-jährige Mutter ihrer Haushaltshilfe von der Härte, mit der sie ihre Kinder durch den verinnerlichten allgemeingültigen Zeitgeist erzog. »Hart wie Krupp-Stahl« – dies wurde von Hitler bezüglich der Erziehung der deutschen Jugend gefordert. Diese Frau benennt die seelische Verstörung, die sie bei ihren jetzt erwachsenen Kindern wahrnimmt, und bemerkenswerterweise auch ihre eigene: »Können Sie ermessen, was es für eine Mutter bedeutet, so zu ihrem Kind zu sein?«, fragt sie mit Tränen in den Augen.

Die Verdrängung und Verleugnung von Gefühlen und Bedürfnissen setzte sich auch nach der Notzeit des Krieges fort. Das Erfahrene musste möglichst schnell vergessen werden, in der Erwachsenenwelt gab es zudem die auch heute manchmal noch bestehende Meinung, dass Kinder traumatische Erfahrungen nicht so mitbekommen und Kinderseelen schnell vergessen. Dies ist aber ein Irrtum. Das Leben im Nachkriegsdeutschland scheint in vielen Familien nur mit einem immer wieder verschlossenen seelischen Raum möglich gewesen zu sein, er schützte vor schmerzlichen Gefühlen und Erinnerungen. Nimmt man das heutige psychologische Wissen um Traumadynamiken ernst, verwundert das nicht. Zudem gab es nicht nur in der inneren, sondern auch in der Außenwelt noch keine wirkliche Entspannung: Die Teilung Deutschlands und der Kalte Krieg sorgten weiter für Anspannung. Die Kriegskinder-Generation bekam im Nachkriegsdeutschland wenig Aufmerksamkeit, die Familien hatten in ihrer eigenen Betroffenheit kaum Raum dafür. Auch die aufkommenden Fragen nach der Verstrickung von Familienangehörigen in die nationalsozialistischen Verbrechen schürten

Ängste und Scham mit neuer Abwehr. International lag das Interesse verständlicherweise in der Aufklärung und Verurteilung der NS-Verbrechen und es kam zu einer kollektiven Ächtung der Deutschen.

Eine Bewältigungsform der damaligen Erwachsenen lag anscheinend in dem schon als preußisch und dann als nationalsozialistisch verinnerlichten Wert der Tüchtigkeit und Pflichterfüllung. Für den Wiederaufbau, aber auch für die Abwehr traumatischer Erfahrungen waren diese Fähigkeiten gefragt. Funktionieren blieb ein Wert, der die Kriegskinder-Generation in ihrem viel zu frühen Erwachsenwerden gebunden hielt. Er wurde größtenteils unreflektiert an die nächste Generation weitergegeben. »Nichts zu tun, das war ein Unwort«, sagte Corinna im Interview über ihre Erziehung.

Auf der Strecke blieb der Dialog in den Familien, der seelische Austausch zwischen Eltern und Kindern. Dies belastete die Beziehung der Kriegskinder zu ihren Eltern und setzte sich mit den eigenen Kindern fort. Der kollektive Sicherheitsverlust durch die erlittene Kriegstraumatisierung wirkte auf die Gefühlswelt, die Wahrnehmungsfähigkeit, die Identitätskräfte und die Verhaltensmöglichkeiten der erwachsenen Kriegskinder, die dann zu Eltern der in den 50er- und 60er-Jahren Geborenen wurden.

Die Unüberbrückbarkeit der Welten

Zwischen den in den 50er- und 60er-Jahren Geborenen und ihren Eltern liegt der Krieg als einschneidendes und die Generationen trennendes Ereignis. Es gibt die Generation mit Krieg als prägende biografische Erfahrung, und es gibt die Folgegeneration ohne Krieg. Es gibt eine Generation mit primärem traumatischen Erleben und eine mit transgenerationalen Folgen der Traumata. Es gibt eine Generation mit psychisch notwendiger Verdrängung und eine Generation, die verdrängte und abgespaltene Anteile bewusst zu machen und wiederzubeleben versucht.

Was jedoch wissen die beiden Generationen wirklich voneinander? Weiß die jetzt mittlere Generation um die kriegsbedingten Prägungen ihrer jetzt alten Eltern? Gibt es daran Interesse? Weiß die jetzt alte Generation um die Konflikte und Sehnsüchte ihrer Kinder, der Generation ohne Krieg? Kann das jeweils sehr unterschiedliche kollektive Leid gesehen und anerkannt werden? Und hat auch das jeweils kollektive Glück einen Platz – vielleicht überlebt zu haben bei der einen und von den Schrecken des vorangegangenen Krieges verschont geblieben zu sein bei der anderen Generation?

Der Dialog zwischen Eltern und Kindern blieb in vielen Familien fragmentarisch oder nonverbal. Die Kinder und Jugendlichen waren aufgefordert, die Seele ihrer Eltern zu erspüren, sie mussten dafür Antennen entwickeln und sich auf sie einstellen, um den seelischen Austausch, den sie selbst so dringend für ihre Bindungsaufnahme benötigten, aufrechtzuerhalten. Das Verhalten in sogenannten Täterfamilien war dabei eher »aggressiv rechtfertigend und erzeugte Angst bei den Kindern vor der familiären Vergangenheit«. So beschreibt es die Traumatherapeutin Gabriele Rosenthal.[33] In anderen Familien wurde geschwiegen, um die Kinder nicht zu belasten. In den 50er- und 60er-Jahren Geborene kennen beides aus ihrer Erziehung: das Druckmittel »Erleb du erst mal einen Krieg, dann würde dir Hören und Sehen vergehen« und den Versuch, die Kinder zu schützen: »Lass mal, es ist zu schrecklich, und es ist ja vorbei, ihr könnt froh sein, dass ihr das nicht erlebt habt«.

Die Kinder waren die neue Generation: die Generation nach dem Krieg, die Generation nach dem Trauma, die Generation zum Beginn eines neuen Lebens.

Eine bekannte und verständliche Trauma-Abwehrstrategie besteht darin, einen Schnitt zwischen den Zeiten zu machen: Es gibt dann eine Zeit des Traumas, die verdrängt werden muss, und eine Zeit davor oder danach. So wird die Erinnerung an das Trauma eingekapselt und isoliert.

Barbaras Eltern zum Beispiel wollten in der Nachkriegszeit »nichts als leben« und verdrängten alles, was während des Krieges stattgefunden hatte. Frankas Mutter blieb innerlich in der Zeit vor dem Trauma, sie idealisierte diese und verweigerte sich und ihren Kindern dadurch Gegenwart und Zukunft. Eine Öffnung des Familiendialogs und damit eine Öffnung der Seele würde aber die Trauma-Abwehrform der Zeitentrennung aufheben und damit auch Erinnerungen wecken. Die Kinder mussten die Abwehrmechanismen der Eltern und anderer Familienmitglieder aushalten und eigene Kompensationswege suchen, um mit der belasteten Bindung zurechtzukommen. Ein erfülltes seelisches Leben blieb für die Eltern zunächst Luxus, wie sie es als Kinder und Jugendliche bereits in der Kriegszeit erlebt hatten. Die Gefühlswelt diesmal ihrer eigenen Kinder wurde vielleicht wieder zu einer das Überleben gefährdenden »Gefühlsduselei«, wie es im Fluchttagebuch von Anitas Großmutter (siehe Seite 17) beschrieben ist, dieses Mal gefährlich für das Überleben des eigenen, mühsam errichteten psychischen Gleichgewichts.

Der 46-jährige Markus erlebte seine Eltern immer in Arbeitsbelastung und Zeitnot. Sie steckten jede freie Minute in den Bau eines Hauses, Markus und seine Schwester wurden dabei emotional sehr vernachlässigt. Schon als kleine Kinder wurden sie stundenlang in ein Zimmer gesperrt, damit sie nicht störten und die Eltern mit ihrer für ihn »wütenden Energie« ihr Haus fertig bauen konnten. Vor allem der Vater entzog sich darüber der Familie und rechtfertigte dies mit seiner »Sorgepflicht für später«. Er war selbst kriegsbedingt vaterlos aufgewachsen und hatte früh für die Mutter und die jüngeren Geschwister sorgen müssen.

Auch der 49-jährige Wilfried erinnert, dass er und seine vier Geschwister oft den ganzen Tag sich selbst überlassen blieben, während die Eltern einen Laden aufbauten, damit »die Kinder später etwas haben«. Da die Eltern auch abends müde und nicht mehr ansprechbar waren, hat er zeit seines Lebens das Gefühl, allein zurechtkommen zu müssen – eine Erfahrung, die auch seine Eltern schon gemacht hatten.

Die emotionale Kluft zwischen den in den 50er- und 60er-Jahren Geborenen und ihren Eltern entstand

- in der scheinbar unüberbrückbaren Erfahrung des Erlebens und des Nicht-Erlebens des Krieges,
- im Versuch, die Kinder vor den Schrecken des Zweiten Weltkriegs durch Schweigen zu schützen,
- im Versuch, gegenüber Nachkommen in Täterfamilien Wahrheiten zu verschleiern und zu verleugnen,
- in der kollektiven emotionalen Unerreichbarkeit der Elterngeneration als Folge ihrer Kriegserfahrung,
- in den weiter oben beschriebenen verinnerlichten nationalsozialistischen Erziehungsprinzipien, die eine physische und emotionale Distanz zwischen Eltern und Kindern installierten.

Dadurch wurde es schwierig, der Seele ihr Recht zu geben: wahrgenommen zu werden, sich selbst glauben zu dürfen, anderen zu vertrauen, kommunizieren zu können und verstanden zu werden. Das Sorgen für die Zukunft der Kinder wie in den beiden obigen Beispielen konnte eine Trauma kompensatorische Färbung bekommen. Der direkte Kontakt zwischen Eltern und Kindern wurde dann geopfert für projektiv in die Zukunft verlagerte eigene Sicherheitsbedürfnisse.

Der schwierige Umgang mit dem Fühlen

Eine Folge psychischer Traumatisierung ist emotionale Betäubung. So wird erlebter Schrecken nicht mehr gespürt – aber auch alles andere nicht. Leider können wir nicht wählen, was wir fühlen wollen. Wir können uns entweder verschließen oder emotional berührbar bleiben. Menschen, die sich infolge von Traumatisierungen seelisch zurückziehen, wirken unnahbar, nichts kann sie wirklich erreichen, sie erscheinen kühl und wie ohne Mitgefühl für andere und für sich selbst. Dies drückt sich auch in ihrem Verhalten aus: Die Gestimmtheit anderer Menschen scheint sie nicht zu interessieren, sie geben wenig Resonanz. Bekommen sie diese selbst, reagieren sie darauf kaum, sondern gehen zur Tagesordnung über, um wieder in für sie ungefährliches Fahrwasser zu kommen. Emotionale Resonanz geben und empfangen zu können, sind jedoch wichtige Fähigkeiten, um Kontakt zu anderen Menschen herzustellen und dadurch vertrauensvolle Beziehungen und Bindungen aufzubauen.

Erziehung und Beziehung mit elterlicher kriegs- und bindungstraumatisierter Seele hieß in vielen Familien: eine Abwehr des Fühlens und Spürens sich selbst und dem Kind gegenüber zu errichten, die eigene und die Authentizität des Kindes nicht mehr zuzulassen, sich und das Kind von der eigenen Wahrnehmung zu entfremden, seelisches Geschehen bei sich selbst und den Kindern zu entwerten. Oder aber es bedeutete, in den eigenen Gefühlen so haltlos zu sein, dass sie überbordend und explosiv auf die Kinder einströmten und dadurch ebenso den Kontakt verhinderten.

Gefühle brauchen nicht nur Ausdruck, sondern auch ein *Containment*, einen Halt, damit sie den Betroffenen nicht überschwemmen. Ein fehlendes inneres Containment zeigt sich zum Beispiel in Form von bezüglich der Realität unangemessenem Streiten. Inszenierte und oft absurd wirkende Nachbarschaftsstreits sind dafür ein gutes Beispiel. Es zeigt sich in untröstlich erscheinendem Weinen, in unkontrollierten Wutausbrüchen oder im angstvollen Verlust des inneren Bodens mit anklammerndem Verhalten. Der Kontakt zu sich und zum anderen geht ebenso verloren wie bei emotionaler Verschlossenheit und es kann ein traumabedingter Narzissmus entstehen, der den seelisch Leidenden ständig im Mittelpunkt der Aufmerksamkeit hält.

In Paarbeziehungen kann dies zum Problem werden: Partner geraten dann in die Funktion des Tröstens und Rettens, ohne wirklich etwas bewegen zu können. Und sie verlieren permanent die Konkurrenz gegen die dominierenden, traumatisch besetzten Gefühle des anderen und haben keinen Raum in der Beziehung für sich selbst. Paare mit einer solchen Beziehungsdynamik geraten leicht in Zyklen von Ohnmacht und gegenseitiger Enttäuschung. Die projektive Annahme, der andere könne die ehemals entbehrte Versorgung geben, wird enttäuscht. Daraus entstehen Wut und Resignation, Rückzug und emotionale Kämpfe. Auf innerer Ebene wiederholen sich alte schmerzliche Erfahrungen – beim einen zum Beispiel Einsamkeit und Hilflosigkeit, beim anderen etwa ein schon früher erlebtes Funktionalisiertwerden und Sich-Weggeben, ohne selbst Zuwendung zu erhalten.

Ehemals kindliche seelische Verletzungen können meist nicht über eine Partnerschaft geheilt werden. Diese Illusion wird häufig durch Verliebtheitsgefühle und Idealisierung des anderen geweckt. Weder der Betroffene noch der Partner sind schuld an aufbrechendem traumatischen Stress, er wird assoziativ durch Beziehungsmomente ausgelöst. Die Auslösefaktoren zu verstehen und verantwortlich für sich selbst einen Weg der Entlastung zu suchen, kann helfen, solche Partnerschaftsprobleme zu lösen.

Der 47-jährige Thomas löst bei seiner Frau Britta immer wieder heftige Angstzustände aus, wenn er Zeit für sich allein verbringen möchte. So traut er sich kaum, sich mit Freunden zu verabreden, und ist für sie immer per Handy erreichbar, wenn er beruflich unterwegs ist. Er liebt seine Frau, empfindet aber auch Aggression ihr gegenüber. Auslöser für eine Paartherapie waren seine sich in letzter Zeit häufenden Wutausbrüche, beide haben Angst, ihre Beziehung könne dadurch zerstört werden. Im Therapieverlauf wird deutlich, dass Britta unter sehr unsicheren Bedingungen aufwuchs und in der Partnerschaft die einstmals vermisste elterliche Sicherheit sucht. Dabei verliert sie ihre erwachsene Autonomie, die für eine Paarbeziehung wichtig ist. Thomas entstammt einer Familie, in der er die alleinerziehende Mutter sehr stützen musste und seinen eigenen Interessen nur wenig oder nur unter Schuldgefühlen nachgehen konnte. So erlebt er das ihn ehemals bindende seelische Leid der Mutter bei seiner Partnerin wieder und reagiert mit zunehmenden Befreiungsversuchen.

Kinder fühlen sich hilfloser als erwachsene Partner, wenn sie Reaktivierungen von seelischem Schmerz seitens der Eltern ausgesetzt sind. Die Heftigkeit elterlicher Gefühle ist erschreckend und sie spüren den darin enthaltenen Kontaktabbruch. Besonders aggressive Entladungen können sich gegen das Kind richten, verzweifelte Hilfesuche eines Elternteils beim Kind verursachen Überforderung und Verstörung.

Wenn die heute 52-jährige Krankenschwester Petra als Kind von der Schule nach Hause kam, wusste sie nie, in welchem seelischen

Zustand sie die Mutter vorfinden würde. Oft lag sie auf dem Sofa und war kaum ansprechbar, oder Petra wurde mit Lebensklagen überschüttet. Sie versuchte immer die Mutter zu trösten, sie war eine verständnisvolle Tochter. Oft hatte sie Angst, die Mutter allein zu lassen, und mochte morgens nicht zur Schule gehen. Auch heute fühlt sie sich schnell zuständig für das Leid anderer Menschen, es ist keine Frage für sie, »dass das immer Vorrang hat«.

Die Kriegskinder-Generation hatte selbst wenig Halt entwickeln können, oft hatte die wichtige mütterliche Funktion des emotionalen Containments gefehlt. Je kleiner ein Kind ist, desto essenzieller ist dieser Halt gebende emotionale Raum. Einfühlung, Beruhigung und Trost, verbal und durch körperliche Zuwendung, lassen das Kind erleben, dass es sich seinen eigenen Gefühlen anvertrauen kann und durch Unterstützung schwierige Gefühlszustände bewältigt werden können. Es erfährt, dass es Gefühle mitteilen kann, dass sie gesund und normal sind, es lernt, mit der Gefühlswelt zurechtzukommen. Auch Väter geben dieses Containment – für Kinder kann es eine Rettung sein, wenn die Mutter dazu wenig in der Lage ist. Innerhalb der Elternbeziehung kann es jedoch belastende Konkurrenz schüren, wer dann »die bessere Mutter« ist.

In der Nachkriegszeit entwickelte sich ein starker Fokus auf äußere Objekte, die die innere Leere auffüllen helfen sollten. Dies hat bis heute große gesellschaftliche Relevanz. Konsum, Geldfixierung und in heutiger Zeit vor allem eine hochfrequente Nutzung von Medien standen und stehen als Katalysator und als Ersatzbefriedigung, die nicht wirklich sättigt, zur Verfügung und werden immer vielfältiger.

Die Soziologin Anne Wilson Schaef nennt unsere Zeit sehr treffend das »Zeitalter der Sucht«.[34] Die Suche nach emotionalem Halt, in Suchtdynamiken ein nicht zu unterschätzender Hintergrundfaktor, hat dabei viele Gesichter: Arbeitssucht, Konsumsucht, Sucht nach Kontakt, Sexsucht, Esssucht und alle stofflichen Süchte mit Alkohol, Medikamenten und Drogen. Das Fühlen des eigenen Selbst, der eigenen inneren Welt und Wahrheit wird überlagert von Pseudogefühlen. Die Werbung weiß dabei die ungestillten Sehnsüchte von Menschen gut zu nutzen, sie lädt ein und verführt zu grandiosen Projektionen auf Dinge, die die Erlangung von Selbstwert und innerem Frieden suggerieren. Dadurch wird der Verlust der inneren Bezogenheit verstärkt. Der Umgang mit dem Fühlen ist auch heute noch eine schwierige Aufgabe.

Mitgefühl: Ohne Fühlen kein Mitgefühl

Bindungssicherheit zwischen Eltern und Kindern braucht seelische Resonanz, ein Aspekt davon ist Mitgefühl. Mitgefühl, Empathie, ist die Fähigkeit, sich in die Gefühlswelt eines anderen Menschen hineinzuversetzen, ihn nicht nur über das Denken, sondern über das Fühlen zu verstehen. Voraussetzung dafür ist Interesse und Zugewandtheit, aber auch Kontakt zur eigenen Gefühlswelt. Ohne selbst zu fühlen können wir nicht mitfühlen. Menschen, die sich selbst seelisch betäubt und innerlich leer erleben, können nur schwer spüren, was andere emotional bewegt. Mehr noch: Zeigen andere Menschen starke Emotionen, wie zum Beispiel Kummer, Angst oder Freude, kann dies bedrohlich werden, rührt es doch an die eigene psychische Abwehr.

Kindern der 50er- und 60er-Jahre wurde der eigene Seelenausdruck oft verwehrt, die Seele mit ihrem großen Spektrum an Empfindungen führte in der Erziehung nicht selten ein Schattendasein. Und auch als Erwachsene gehen diese ehemaligen Kinder mit sich selbst oft unempathisch um.

Wenn die 49-jährige Unfallärztin Marion nach einer langen Arbeitswoche ihre Erschöpfung spürt, bekommt sie Angst, bald arbeitsunfähig zu sein. Sie wird dann wütend auf sich selbst und verurteilt ihr Schwächegefühl. In ihrem Selbstbild hat Schwäche keinen Platz, sie hat gelernt, ein strahlendes Kind und später eine leistungsfähige Erwachsene zu sein. Manchmal ist sie selbst überrascht, wie hart sie mit sich selbst umgeht. In der Therapie finden wir behutsam Zugang zum biografischen Hintergrund dieses strengen inneren Richters, und die verschütteten zarten Seiten ihrer Seele finden langsam zu ihrem Recht.

Funktionieren

Lass mich langsamer gehen,
um eine Blume zu sehen,
ein paar Worte mit einem Freund zu wechseln,
einen Hund zu streicheln,
ein paar Zeilen in einem Buch zu lesen.

Lass mich langsamer gehen, Gott,
und gib mir den Wunsch,
meine Wurzeln tief in den ewigen Grund zu senken,
damit ich emporwachse
zu meiner wahren Bestimmung.

Gebet aus Afrika, zweiter Teil

Die 46-jährige Logopädin Nicole fühlt sich oft getrieben, alles in ihrem Leben muss schnell und effektiv gehen. Über ihren inneren Kummer, der sie schon seit Jahren begleitet, sagt sie: »Meine Mutter erlebte die Trümmerfrauen, die die zerstörten Häuser am Ende des Zweiten Weltkriegs in mühevoller Handarbeit wieder aufbauten und den Schutt wegräumten, sie half als Mädchen selbst dabei mit. Hier war das Funktionieren, die körperliche Kraft, das Überleben gefragt. Wir, die nächste Generation, sind damit beschäftigt, die seelischen Trümmer wegzuräumen, wozu unsere Eltern nicht gekommen sind.«

Funktionieren ist eine wichtige erwachsene Fähigkeit und in Notsituationen essenziell. Werden außerhalb von Notsituationen Gefühle und Bedürfnisse ständig dem Funktionieren untergeordnet, schaden wir uns. Es kann zu einer narzisstischen Besetzung dieser Fähigkeit kommen: »Wie gut ich immer funktioniere« wird ein Wert unabhängig von Sinn und Ziel. 14 Stunden ohne Pause durcharbeiten zu können und keine Bedürfnisse mehr zu spüren, kann stolz machen und wird auch in unserer Gesellschaft jederzeit bestätigt und subtil gefordert. Allen Anforderungen von außen immer und jederzeit gerecht zu werden und selbst nur wenig zu brauchen, installiert ein Selbstbild, auf dessen Funktionieren Verlass ist – bis es dann irgendwann doch zusammenbricht.

Funktionieren hat viel mit Selbstkontrolle zu tun – oder mit Kontrolliertwerden. War das Funktionieren auch in der preußischen Tradition und im Nationalsozialismus schon eine Grundlage für Tüchtigkeit und Pflichterfüllung, so setzte sich dies in den Erziehungsprinzipien der 50er- und 60er-Jahre fort. Gehorchen und Erwartungen zu erfüllen waren damit gleichgesetzt, Eltern waren stolz, wenn ihre Kinder gut funktionierten. Und das wirkt auch heute noch.

Wann schlief das Kind das erste Mal durch, funktionierte also? Wie früh brauchte es keine Windeln mehr, funktionierte also?

Wie gut befolgte es Anweisungen ohne Widerrede? Wann blieb es das erste Mal klaglos bei der Nachbarin – heute beim Babysitter? Wie gut kam es in der Schule zurecht, funktionierte dort klaglos? Auch heutige Eltern kennen solche Konkurrenzgespräche untereinander. Sie kennen den leisen Stich, wenn das Kind schlechter funktioniert, und den Stolz, wenn es besser funktioniert. Dieses Funktionieren wird Kindern abverlangt um den Preis einer Selbstkontrolle, die eigentliche Gefühle und Bedürfnisse verleugnen muss. Innere Wahrheiten werden verschwiegen, um dem elterlichen Anspruch gerecht zu werden und darüber Liebe zu erhalten.

Corinna aus dem Interview »Krieg ist das Schlimmste« hörte von ihrem Vater den Leitsatz: »Wenn man ein richtiger Mensch werden will, muss man sich kontrollieren.« Aus der Sicht eines traumatisierten Vaters, der sein Kind abhärten will, um es vor den Folgen eines eventuellen neuen Krieges zu schützen, durchaus verständlich. Für das Kind jedoch ist so etwas fatal.

Auch in den 50er- und 60er-Jahren wurde in der Erziehung das Funktionieren noch über Kontrolle, Gewalt oder Gewaltandrohung durchgesetzt. Eltern und Erzieher nutzten unreflektiert ihre Macht aus, wie sie es selbst schon an eigenem Leib und eigener Seele erlebt hatten. Angst wurde dadurch zum Kontrollmittel.

Transgenerational vermittelte Angst

Der 46-jährige Thomas kommt zur Therapie aufgrund diffuser und für ihn nicht greifbarer Angstzustände. Sie behindern ihn in seinem Berufsalltag als Journalist einer großen Zeitschrift, er ist viel unterwegs, und sie beeinträchtigen auch sein Privatleben:

»Meine Mutter hatte immer einen Panzer aus Angst um sich herum. Angst um die Kinder, Angst vorm Leben. Wenn ich mir ihre Lebensgeschichte während ihrer Kriegskindheit anschaue, nicht verwunderlich. Sie war das Kind einer politisch verfolgten Familie, die sich lange vor der Gestapo verstecken musste. Auch nach dem Krieg hatte es die Familie im Westen mit ihrer politischen Gesinnung nicht leicht. Ich konnte kaum einen tieferen zugewandten Kontakt zu ihr bekommen, immer hatte sie etwas Strenges und Kontrollierendes mir und meiner Schwester gegenüber. Ich durfte zum Beispiel kaum draußen spielen, sondern saß endlos unter ihrer Aufsicht an Hausaufgaben oder anderen Pflichten. Ihr fiel immer wieder etwas Neues ein, mit dem sie mich beschäftigen konnte – Hauptsache, ich folgte nicht meinem Bedürfnis, draußen Abenteuer zu erleben, die in meiner Kinderwelt sicherlich nicht gefährlich gewesen wären. Aber meine Mutter hatte immer Angst, dass uns etwas passieren könnte, und diese Angst führte dazu, dass sie uns Kinder nicht aus den Augen ließ. Sie hütete uns wie ihren Augapfel, ein geflügeltes Wort in dieser Zeit. Ihre Angst war berechtigt auf ihre frühere Welt bezogen, auf meine Welt bezogen behinderte sie mich in meinem Expansionsdrang. So blieb die Welt in unseren eigenen vier Wänden der Raum, in dem ich viel zu begrenzt das Leben entdecken sollte. Ich wurde eher ängstlich und zurückhaltend. Auch heute noch als erwachsener Mann spüre ich eine diffuse Unruhe, wenn ich die Stadt verlasse und beruflich auf Reisen gehe oder wenn etwas Neues auf mich zukommt. Es ist, als säße die Angst meiner Mutter, die in ihrer real bedrohten Kindheit ganz sinnvoll war, jetzt in meinen Knochen und Zellen. Ich kann sie nicht einfach abschütteln. Aber vielleicht kann ich sie verstehen und lernen, Wege damit zu finden. Mein Beruf gibt mir die Möglichkeit, mich selbst im guten Sinne herauszufordern.«

Auch der 52-jährige Elektroingenieur Andreas kennt Ängste, die er in Zusammenhang mit der Kriegserfahrung seiner Mutter bringt:

»Seit ich denken kann, habe ich immer irgendwie Angst gehabt, eigentlich bin ich ein ganzer Berg aus Angst. Das Rausgehen fällt mir schwer, selbst U-Bahn-Fahren finde ich manchmal schwierig. Kino und Theater, was ich sehr liebe, gelingt mir nur mit Mühe. Eine der Hauptbotschaften meiner Mutter war: ›Pass auf, wenn du rausgehst!‹ Sie sagte es immer mit einem warnenden, fast panischen Tonfall. Als Kind war mir nie klar, worauf ich denn eigentlich aufpassen sollte, und deshalb konnte ich auch nicht aufpassen. Die Warnung aber, die ungelöste Aufgabe, blieb – und damit auch eine diffuse Gefahr. Da mir meine Mutter sehr nahe war, nahm ich ihre Worte ernst und versuchte schon von klein auf, draußen wachsam auf mögliche Gefahren zu achten. So verlor ich früh meine Unbefangenheit dem Leben gegenüber. Das Leben außerhalb des Elternhauses wurde zu einer Bedrohung.

Meine Mutter hat ihre Kindheit und Jugendzeit in Hamburg verbracht. Während der Bombardierung von Hamburg war sie zehn Jahre alt und sie muss eine schier unerträgliche Angst gehabt haben. Ein einziges Mal erzählte sie davon: ›Das Schlimmste war das Rausgehen aus dem Luftschutzkeller nach der Bombenentwarnung. Überall lagen tote Menschen, das könnt ihr euch nicht vorstellen. Viele Häuser waren eingestürzt, nie wussten wir, ob unser Wohnhaus über uns noch steht, wenn wir den Keller verließen. Man wollte dann gar nicht mehr rausgehen aus dem Keller.‹

Ich glaube, meine Angst vorm Rausgehen, die ich mir nicht richtig erklären kann, hängt mit der Angst meiner Mutter zusammen. Ich glaube auch, dass sie mich immer beschützen wollte und nicht mir schaden. Letztlich hat sie das aber doch getan – nein, nicht sie, sondern ihre Angst, nein, nicht ihre Angst, sondern das, was ihr Angst gemacht hat. Und das war der Krieg.«

Maren, 1957 geboren, bearbeitet in der Therapie ihre Ängste, sich an einen Ort zu binden. Seit Jahren zieht sie immer wieder um, fühlt sich nirgends richtig wohl und frei:

»Wir haben in den 60er-Jahren völlig abgeschottet gelebt, in einem Haus mit meinen Großeltern. Außerdem lebten in dem Haus noch eine von Geburt an spastisch gelähmte Schwester meines Vaters, die niemand zu Gesicht bekommen sollte. Und ich mit meinen vier Geschwistern und meinen Eltern. Abends um sechs wurden die Rollläden an den Fenstern heruntergelassen, Winter wie Sommer, niemand konnte dann mehr hereinschauen, und wir durften nicht mehr hinaus. Um sechs Uhr war Abendbrotzeit, da mussten wir da sein, sonst gab es Prügel. Immer zur gleichen Zeit, auf die Minute genau, stand das Essen auf dem Tisch. Ich habe mich unendlich eingeengt und kontrolliert gefühlt. Wollte ich ein bisschen mehr Spielraum, lief ich gegen eine Wand. ›Keine Diskussion‹ war die knappe Antwort, wenn ich das Regelwerk infrage stellte. In meiner Jugendzeit erkämpfte ich mir mühsam die Erweiterung der Grenzen, und das ging nur, weil ich eine sehr gute Sportlerin war und viele Auszeichnungen bekam. Ich musste abends zum Training – ein legitimer Grund, wegzukommen. Zu den Nachbarn gab es bei uns keinen Kontakt. Mein Vater mähte zweimal in der Woche akribisch den Rasen und entfernte jedes Blatt, was zu uns herübergeweht war. Wir kannten nicht einmal ihre Namen.

Meine behinderte Tante hatte ein Zimmer im Souterrain. Wurde sie hochgeholt, gerieten meine Großeltern und Eltern in eine eigentümliche Spannung. Sie wurden hektisch und meine

Tante, die mir sehr leidtat und die ich als Kind mochte, wurde oft schnell wieder in ihr Zimmer zurückgebracht. Erst als Erwachsene erfuhr ich, dass sie fast die gesamte Kriegszeit über in einem Kellerraum des Hauses versteckt wurde, um sie vor der nationalsozialistischen Verfolgung zu schützen. Sie hätten in ihr unwertes Leben gesehen. Ich glaube, meine Eltern und vor allem die Großeltern haben nie verstanden, dass »da draußen« keine Bedrohung mehr herrscht, dass man in den 60er-Jahren ruhig im Sommer die Rollläden oben lassen kann, dass es kein Verdunklungsgebot mehr gibt und dass die Nachbarn keine Denunzianten sind. Dass die behinderte Tochter nicht mehr verfolgt werden wird und dass man sich wieder frei bewegen kann.

Ich bin mit 18 aus diesem seelischen Gefängnis ausgebrochen, bin vier Jahre gereist, habe gejobbt, bin getrampt, habe mir die Welt erobert, die meine Eltern und Großeltern aus nicht beendeter Kriegsangst mir zu verschließen versuchten.«

Angst als Kontrollmittel

In den 50er- und 60er-Jahren wurde das Erzeugen von Angst auch als Erziehungsmittel eingesetzt, was zu Angst vor den eigenen Eltern führte.

Der Philosoph Sören Kierkegaard definiert Angst folgendermaßen: »Ich weiß, es ist schon einmal geschehen. Und deshalb kann es jederzeit wieder passieren. Ich weiß, dass ich schon einmal gescheitert bin und dass ich deshalb wieder scheitern kann. Das ist Angst.«[35]

Menschen in Angst sind leichter zu manipulieren und zu kontrollieren. Über Angst kann Macht ausgeübt werden, so wie auch im Nationalsozialismus massiv mit Angst gearbeitet wurde. Um eine Angst erzeugende Situation zu beenden, tun wir fast alles, und so kann in der Erziehungsmacht Angst als Kontrollmittel missbraucht werden.

Als ich 1979 in einem Kinderheim arbeitete, hatte die 54-jährige Heimleiterin die Angewohnheit, kleine Kinder für zehn Minuten in eine dunkle Besenkammer zu sperren, wenn sie, meist aus Heimweh, weinten. Die Kinder lernten schnell, ihre schmerzlichen Gefühle zu verbergen, die Besenkammer machte zu viel Angst. Für die Heimleiterin war es ein Erfolg, mit dem sie sich manchmal brüstete, »ihre« Kinder hatte sie gut im Griff. Keines der Kinder ging gerne zu ihr, alle wichen ihr aus. Das schien ihr nichts auszumachen – ein sicheres Bindungsangebot für die sowieso bindungsverstörten Heimkinder war nicht gefragt. Später erfuhr ich, dass sie eine strenge nationalsozialistische Schule durchlaufen und während der NS-Zeit im BDM, im Bund Deutscher Mädel, eine hohe Funktion ausgeübt hatte.

Die 47-jährige Antje erlebt immer wieder Angstzustände in hierarchischen Situationen. In ihrer Herkunftsfamilie hatten alle Kinder Angst vor dem Vater:

»Er hatte die Angewohnheit, unsere Mutter am Abend vor dem Abendbrot zu befragen, wie brav wir Kinder tagsüber gewesen waren, es war eine Art Rapport, zu dem unsere Mutter verpflichtet wurde und sich verpflichten ließ. Je nachdem, wie der Bericht ausfiel, wurde eins von uns fünf Kindern oder auch mehrere nach dem Abendessen vor den Augen der anderen bestraft, oft mit Prügeln, seltener mit kleineren Sanktionen wie Stubenarrest oder Abwaschdienst. Er führte sich dann auf wie der Oberst einer Kaserne und empfand wohl richtig Lust am Bestrafen und an unserer Angst. Ich kann auch heute noch abends kaum etwas essen, zu tief sitzt die frühere Angst in meinem Körper. Mein

Vater hatte selbst einen ziemlich überzeugten Nazi als Vater. Und er wurde in der Hitler-Jugend gedrillt. Das war immer die Entschuldigung meiner Mutter, wenn wir es wagten, uns zu beklagen. Dadurch verlor ich auch zu ihr das Vertrauen.«

Die ganz alltägliche Gewalt

Der Hamburger Soziologe Jan Philipp Reemtsma begann einen Vortrag »Gewalt und Vertrauen« mit dem Satz: »Wenn Sie glauben, Gewalt in der Menschheitsgeschichte sei unnormal, so ist das eine Illusion.«[36] Und er differenzierte zwischen verschiedenen moralisch-ethischen Besetzungen von Gewalt, zwischen

- verbotener Gewalt,
- gebotener, angeordneter Gewalt und
- erlaubter Gewalt.

Insbesondere während eines Krieges ist Gewalt erlaubt oder geboten. *Geboten* war während des Zweiten Weltkriegs die Gewalt gegenüber feindlichen Soldaten. *Erlaubt* war Soldaten – wie in vielen Kriegen – die Vergewaltigung von Frauen und das Töten von Zivilisten aus dem Feindesland. *Erlaubt und geboten* war die vernichtende Gewalt in den NS-Konzentrationslagern. *Verboten* war Gewalt gegen die Staatsmacht. Beim Einsatz von staatlich gebotener, erlaubter oder verbotener Gewalt ist also eine zentrale Frage die der gerade gültigen Norm. Damit ist sie von menschlichen Bewertungs- und Bewusstseinsprozessen abhängig. Wer sein Kind züchtigt, steht heutzutage in der gesellschaftlichen Bewertung völlig anders da als in den 50er- und 60er-Jahren.

Vom moralischen Standpunkt her ist Gewalt heute dann legitim, wenn sie vor noch mehr Gewalt schützt, zum Beispiel beim Gesetz der Notwehr. Im Zweiten Weltkrieg wurde dies von der nationalsozialistischen Führung als Legitimationsmittel eingesetzt. Es wurde suggeriert, die expansive Aggression schütze vor vermeintlichen Angriffsplänen anderer Staaten. Die Vernichtungsaktionen gegen die jüdischen Mitbürger wurden unter anderem legitimiert als Schutzmaßnahme vor deren vermeintlich schädigenden und volkszersetzenden Kräften. Welche Normen gerade gelten, hängt unmittelbar von den politischen Machthabern ab.

Liest man die Interviews »Was weiß ich über meine Eltern?« zu Beginn dieses Buches, so wird eindrücklich sichtbar, mit wie viel Formen von Gewalt die Elterngeneration konfrontiert war. Oftmals war dies gebotene und erlaubte Gewalt. Es stellt sich die Frage, wie legitimierte Gewalt als ein Aspekt des auf Seite 37 f. beschriebenen Man-made Disasters transgenerational weiterwirkt. Auch in den Folgen von Gewalt kann diesbezüglich unterschieden werden zwischen

- der Wirkung der von Menschenhand verursachten Traumata unter Einsatz von *verbotener* Gewalt
- und der Wirkung der von Menschenhand verursachten Traumata unter Einsatz von *gebotener* und *erlaubter* Gewalt.

Sicher sind hier große Unterschiede zu finden, eine psychische Folge wird die fortgesetzte Einsamkeit und Nichtanerkennung von Opfern gebotener und erlaubter Gewalt sein. Geboten und erlaubt war in den 50er- und 60er-Jahren Gewalt als Machtmittel in der Kindererziehung, was Kindern massive Angst bereitete.

Der 42-jährigeThomas erinnert dazu:

»Ich wusste als Kind immer: Wenn mein Vater abends nach Hause kommt, beginnt der Stress. Meine Eltern stritten sich oft, und er suchte dann einen Sündenbock, an dem er seine Wut auslassen konnte. Manchmal kam er in mein Zimmer und kontrollierte, ob alles aufgeräumt war. Er fand natürlich immer etwas auszusetzen, und dann ging das Prügeln los. Manchmal hatte ich schon geschlafen und wurde von ihm aus dem Bett gezerrt. Er war in seinen Bestrafungsaktionen gnadenlos, unerreichbar, und er war sich sicher, im Recht zu sein. Mir wurde stets vermittelt, dass ich es nicht anders verdient hatte. Ich konnte mich anstrengen wie ich wollte, nichts konnte mich retten. Ich habe mir schon damals geschworen, meine Kinder niemals zu schlagen. Aber wenn mein vierjähriger Sohn heute manchmal schreit, weil er etwas nicht will oder meine einjährige Tochter sich nicht beruhigen lässt und weint, verliere ich manchmal fast die Kontrolle, zum Glück nur fast. Ich muss dann ganz schnell rausgehen und mich wieder beruhigen.«

Und der 55-jährige Hans erlebte das Warten bis nach Schulschluss auf die angekündigte Strafe des Lehrers – oft 20 Schläge mit dem Zeigestock auf die Hände – wie »eine Zeit auf dem Schafott«.

Erst Anfang der 70er-Jahre kam es in der bundesdeutschen Gesellschaft zu einem revolutionär erscheinenden Wandel in der Erziehungshaltung, der bis heute als Bewusstseinsprozess andauert. Um Kinder gefügig zu machen und ihnen das Böse auszutreiben – was immer dieses Böse im Kind sein sollte –, war Gewalt in der Erziehung über Jahrhunderte legitimiert gewesen. Dies galt nicht nur für die Elternhäuser, sondern auch für die Schulen. Kinder wurden oft nicht als eigenständige Persönlichkeiten mit kindgemäßen Bedürfnissen wahrgenommen und respektiert. Der autoritäre Erziehungs- und Beziehungsstil entfremdete Kinder und Eltern voneinander. Die nationalsozialistische Erziehungsdoktrin verschärfte die schon vorhandene Erziehungshaltung und konnte auf Geisteshaltungen aufbauen, die in Deutschland eine lange Tradition hatten und nicht infrage gestellt wurden. Neu war, dass die Erziehung des Kindes für politische Machtziele missbraucht wurde. Die Verachtung für alles Schwache, das Schüren des Hasses für diejenigen, die innerhalb der vorgegebenen Maxime nicht zugehörig und damit Feinde waren, sollte Kinder für spätere Zeiten kriegstauglich machen. »Jedes Kind, das die Frau zur Welt bringt, ist eine Schlacht, die sie besteht für das Sein oder Nichtsein ihres Volkes«[37] – diese Aussage von Adolf Hitler in einer Rede 1934 vor der NS-Frauenschaft zeigt die Militarisierung der kindlichen Seele von Geburt an. Aber nicht nur die geistige Haltung, die Gewalt in der Beziehung zum Kind ermöglichte und legitimierte, sondern auch die Kriegstraumatisierung mit ihren Abwehrmechanismen bedingten die Gefahr von gewalttätigen Entgleisungen, denen Kinder ausgeliefert waren. Und das gilt sicher auch schon für die transgenerationale Weitergabe der Traumata des Ersten Weltkriegs.

Die albtraumhaften Folgen des Nationalsozialismus und seiner Ideologie, die auf Machtmissbrauch und Gewalt aufbaute, das von niemandem mehr zu leugnende Scheitern und die darauffolgende Humanisierung und Demokratisierung der Gesellschaft scheinen einen grundlegenden Wandel im Denken ermöglicht zu haben. Verkrustete Strukturen wurden aufgeweicht, die Beziehung zwischen Eltern und Kindern bekam neue Erfahrungsräume. Das sich rasch entwickelnde Wissen aus Psychologie und Pädagogik unterstützte maßgeblich diese gesellschaftliche Entwicklung. So wurden auch gesellschaftspolitisch Signale gesetzt: Das Schlagen in den Schulen wurde verboten und ist heute, nur ein bis zwei Generationen später, unvorstellbar geworden. In den Familien blieb die elterliche Gewalt – man beachte die Formulierung in unserer Sprache – noch lange unangetastet. Erst im November 2000 kam es zu einer Reform des Züchtigungsrechts der Eltern. In § 1631 heißt es jetzt: »Kinder haben ein Recht auf gewaltfreie Erziehung. Körperliche Bestrafungen, seelische Verletzungen und andere entwürdigende Maßnahmen sind unzulässig.« Diese können seitdem zur Anzeige gebracht werden.

Dass auch seelische Verletzungen und Entwürdigung in diesen Paragrafen aufgenommen wurden, ist für mich besonders bemerkenswert, zeigt dies doch eine ganz neue Haltung der Seele des Kindes gegenüber. Das Antlitz wird eindeutig nicht mehr verweigert, die Sensibilität für die Seele des Kindes und der Menschen überhaupt ist in unserer Gesellschaft heute eindeutig vorhanden. Autoritäre Erziehungsstile werden von heutigen jungen Eltern überwiegend abgelehnt. Statt hierarchischer Machtausübung zählen emotionale Beziehung und eine Art partnerschaftliches Umgehen mit den eigenen Kindern. Selbstvertrauen und Persönlichkeitsentwicklung sind primäre Ziele in der heutigen Erziehung, nicht mehr Gehorsam und Funktionieren.

Die Generation der in den 50er- und 60er-Jahren Geborenen war jedoch noch weitgehend den alten Erziehungsprinzipien ausgesetzt. Abhärtung als Ziel und die Verachtung von Schwäche hatten viele Eltern verinnerlicht. Damit aber wurde die Seele weiter verleugnet, denn Gefühle lassen sich nicht abhärten. Die Verleugnung führte zu Einsamkeit, die die heutigen Erwachsenen oft als innere Leere empfinden. In Therapieprozessen mit den Kindern dieser Zeit, den heute 40- bis 60-Jährigen, zeigt sich häufig eine Angst vor eigener Schwäche und vor der Empfindsamkeit der eigenen Seele. Sich abzuwerten und sich anderen mit diesen Seiten des Menschseins nicht zeigen zu können, ist ein Ergebnis dieser erworbenen Haltung. So geht der Reichtum des Fühlens, der Berührbarkeit und die Chance der Begegnung mit anderen verloren.

Christina, 48, erzählt dazu:

»Mein Vater war stolz, dass mein Bruder und ich ihm wie ein Hündchen aufs Wort folgten, wenn er uns rief. Er brüstete sich seinen Freunden gegenüber damit, wie gut er seine Kinder abgerichtet hatte. Für uns war es selbstverständlich, egal was wir gerade machten und was wir gerade spielten, dem Vater aufs Wort zu gehorchen. Auch heute unterbreche ich wie selbstverständlich Tätigkeiten, wenn jemand etwas von mir will. Es kommt mir gar nicht in den Sinn, ›Nein‹ sagen zu können oder ›Moment mal‹ oder ›Ich kann gerade nicht‹. Das ist für mich als erwachsene Frau ganz schön anstrengend, und es ist richtig schwer, mir nach und nach kleine Freiräume zu schaffen.«

Erziehungsgewalt in jeglicher Form hinterlässt tiefe Spuren der Angst, der Beschämung, der Entwertung und der Verunsicherung in der kindlichen Seele. Die Folgen für die heutigen Erwachsenen werden oft unterschätzt, weil gewalttätige Erziehung im gesellschaftlich-kollektiven Bewusstsein der 50er- und 60er-Jahre normal war. Die Angst vor dem ehemals erlebten kindlichen Leid ist tief verwurzelt, egal wie lange es zurückliegt. Denn, wie Kierkegaard Angst definiert: »Ich weiß, es ist schon einmal geschehen. Und deshalb kann es jederzeit wieder passieren.«

Nicht mit euch und nicht mit mir – Seelische Einsamkeit als Normalzustand

Seelische Verschlossenheit der Bindungspersonen, fehlende Resonanz, Angst, die keinen Halt erfährt, und Gewalt, die immer auch die Seele missachtet, machen innerlich einsam. Auch wenn die Kinder der 50er- und 60er-Jahre durch die Wiederaufbaukräfte ihrer Eltern und Großeltern im Außen gut versorgt waren – was große Anerkennung verdient –, erlitten viele doch einen Mangel an seelischer Nahrung. Innere Einsamkeit kennen viele Erwachsene, die in der Zeit des wirtschaftlichen Aufbruchs einerseits und der innerfamiliären Kriege andererseits ihre Kindheit und Jugendzeit verbrachten.

Die 50-jährige Gudrun, die in der Therapie ihre Einsamkeitsgefühle verstehen möchte, sagt dazu:

»Einsamkeit hat mein ganzes Leben durchzogen. Als Kind und Jugendliche fühlte ich mich eigentlich immer allein, obwohl meine Mutter den ganzen Tag zu Hause war. Ich konnte meinen Eltern nichts von dem mitteilen, was mich wirklich beschäftigte. Sie wollten sowieso nur hören, dass es mir gut geht, und wehe, etwas klappte mal nicht, das kränkte sie enorm. Dann gab es oft Streit, mit mir oder auch zwischen meinen Eltern, die sich gegenseitig die Schuld daran gaben. Um mich ging es dann gar nicht mehr. Bei einer Feier zu meinem 50. Geburtstag letzte Woche merkte ich: ›Du bist gar nicht mehr einsam. So viele Menschen sind gekommen.‹ Ich konnte es nicht wirklich fühlen, eher sehen. Besonders unter vielen Menschen bin ich oft einsam. Ich beobachte dann, wie die anderen das machen, leicht plaudern zum Beispiel, einfach so beisammen sind, und ich denke dann: ›Das kannst du nie. Ich werde immer draußen bleiben.‹ Und doch registriere ich, dass sich etwas geändert hat in meinem Leben, als würde sich ein Schleier heben und das, was jetzt wirklich vorhanden ist, spürbar machen.

In einem Gespräch mit meinem 85-jährigen Vater vor Kurzem erzählte er mir, dass er sich in letzter Zeit von vielen Erinnerungen aus der Kriegszeit als 18-Jähriger in Russland bedrängt fühlt. Tod, Kälte, Schrecken, untertauchen müssen – er hat Albträume nachts und tagsüber weint er manchmal. Er sagt, er weint vor Einsamkeit, er möchte am liebsten sterben aus Einsamkeit. Meine Mutter ist bei ihm. Wir sind vier Kinder und sehen uns häufig. Und doch ist da diese schier unendliche Einsamkeit, die mir nur zu bekannt ist. Ich bin meinem Vater in diesem Moment nahegekommen wie nie zuvor.«

Auch traumatische Erfahrungen machen einsam, das Unaussprechliche kann nicht ausgesprochen, das Unfassbare nicht geteilt werden. Im Inneren entsteht ein leerer Raum, der ohne Resonanz bleibt. Die Einsamkeit der kriegstraumatisierten und bindungsverunsicherten Eltern ließ sich mit den Kindern nicht teilen und viele Eltern wussten nicht um die Einsamkeit ihrer Kinder oder wollten nichts davon wissen. So wurde Einsamkeit in beiden Generationen eine bis heute wirkende Problematik.

Der 44-jährige Berufsschullehrer Paul sagt dazu:

»Wenn ich mich traue, dorthin zu spüren, habe ich eine kalte Metallplatte im Bauch. Da gelangt nichts durch, weder von außen nach innen noch von innen nach außen – es kann also gar nicht warm werden. Ich bin dann trotzdem zu jedem freundlich, höre zu – aber es ist alles wie gespielt. Ich funktioniere halt, wie ich es gelernt habe und wie die Schüler und Kollegen es von mir erwarten, es läuft alles bestens. Aber wirklich beteiligt bin ich nicht. Ich rede und schaue mir gleichzeitig dabei zu und denke: ›Das ist vertane Lebenszeit, da kannst du am besten gleich einpacken.‹ Wirkliche Freunde habe ich eigentlich keine, und ich weiß auch nicht, was andere an mir interessant finden könnten.

Meine Eltern sind beide sehr zurückgezogene, innerlich abwesende Eltern gewesen. Sie lebten wie hinter einer Glasscheibe, ich konnte noch nicht mal wütend sein darüber, sie hätten einfach nicht reagiert. Ich habe meine Energie ins Denken gelenkt, weg vom Herz, die Unmittelbarkeit des Lebens ging mir darüber verloren. Ich glaube, meine Eltern waren sehr unglückliche Menschen und sind es immer noch. Ich weiß nicht, was sie in der Kriegszeit erlebt haben, darüber wird bei uns nicht gesprochen, es ist ein leeres Blatt – wie so vieles bei uns.«

Emotionell missbräuchliche Bindung: Wenn Kinder versuchen, den Schmerz der Eltern zu heilen

Auch wenn die in den 50er- und 60er-Jahren geborenen Kinder die Seele ihrer Eltern nicht sicher berühren durften, so gab es in den Eltern doch oftmals eine verdeckte Bindungssuche, die sich nicht selten auf die eigenen Kinder richtete. Diese gerieten dadurch in eine Funktion, die elterliche Sehnsucht nach Zuwendung gefahrlos zu stillen. Viele Kinder übernahmen und übernehmen auch heute noch dafür Elternfunktionen, sie gaben den Eltern eine emotionale Versorgung, die ihnen in ihrer eigenen Kindheitsgeschichte nur zu oft verwehrt worden war.

Die 52-jährige Anna zum Beispiel wurde als Kind unter Tränen gebeten, im Bett der Mutter zu schlafen, wenn diese sich mit dem Vater gestritten hatte und sich einsam fühlte. Wollte sie selber Zuflucht vor Albträumen im elterlichen Bett suchen, wurde ihr dies verwehrt mit der Begründung, es würde sie verweichlichen. Ein Kind hatte zu lernen, allein zu schlafen.

In vielen Familien entstand eine Parentifizierung, das heißt eine Umkehr der Eltern-Kind-Rollen. Diese Dynamik eines emotionell missbräuchlichen Bindungsstils vor dem Hintergrund der elterlichen Kriegstraumatisierung färbte anscheinend die Eltern-Kind-Beziehung einer ganzen Generation. Versagten die Kinder hier, so wurden sie oft bestraft, verursachten sie doch den Eltern erneute Frustration. Die wachsenden Ichkräfte der Kinder mit eigenen Interessen und Abgrenzungswünschen konnten zu Feinden des fragilen Selbst der Elterngeneration werden. Den Kindern wurde die Seinssicherheit entzogen, sie konnte letztlich nur durch Unterordnung, durch »lieb sein«, wiederhergestellt werden.

In den 50er- und 60er-Jahren wurde neben dem nicht mehr ganz so zentralen Gehorsam das »Liebsein« der Kinder eine geforderte Maxime, »lieb sein« wurde gleichgesetzt mit Liebe geben – eine Liebe, die von den ehemaligen Kriegskindern bitter benötigt wurde. In Verbindung mit der immer wieder auch durchbrechenden Gehorsamserwartung gerieten die Kinder in eine fatale Doppelrolle von Lieben und Gehorchen. »Bist du wieder lieb?« war eine häufige Frage nach Bestrafungsaktionen, das vielleicht noch unter Tränen gestammelte »Ja« erlöste aus der Verbannung ins Kinderzimmer. Wurde die von den Eltern erwartete Liebe enttäuscht, wendeten diese sich ab und die Kinder fühlten eine Verlassenheit, die auch die Eltern verborgen in sich trugen. So setzte sich die Dynamik der Traumatisierung fort und zeigt sich bei vielen Familien im Kontakt mit den jetzt alten Eltern auch heute noch. Die oft vorhandene Bedürftigkeit ist auch von den jetzt erwachsenen Kindern manchmal nur schwer handhabbar. In der Kindheit war sie meist überfordernd.

Seelischer Mangel und die gleichzeitige emotionale Versorgung der Bezugspersonen – dies ist eine fatale Mischung für die eigene Entwicklung. Sie lässt keinen Raum für eigene Bedürfnisse und erlaubt gleichzeitig nur wenig Abgrenzung, um sich andere Wege suchen zu können. So entsteht eine neurotische Gebundenheit, in der die Liebesfähigkeit sich nicht mehr auf eine dafür notwendige innere Freiheit gründen kann. Liebe und das früher geforderte »Liebsein« können dann nur schwer unterschieden werden. Auf diese Weise geht zum Beispiel in Partnerschaften die Freiheit in der Liebe als essenzielle Kraft verloren. Projektives Geschehen aus der Dynamik des verletzten ehemaligen Kindes heraus kann dann das Leben dominieren. Im Hintergrund aber wirken die transgenerational weitergegebenen, ehemals unbeantworteten seelischen Bedürfnisse. Auch heute noch ist der Hunger der Kriegskinder-Generation oft verdeckt, subtil und heimlich. Er wird weiter abgewehrt und findet in für die erwachsenen Kinder belastendem Verhalten Ausdruck.

Was nährt wirklich? Was führt zu innerer Entspannung und Zufriedenheit? Was gibt Lebenssinn? Diese Fragen zu stellen bedeutet auch, sich seelischen Verletzungen anzunähern. Sie zu benennen birgt Schmerz in sich, aber auch Erlösung. Die Befreiungswünsche der erwachsen werdenden Kinder der 50er- und 60er-Jahre zielten darauf ab, sich aus destruktiven Bindungsmustern und der kollektiven Bindungsbelastung zu lösen. Wie aber sollte eine positive Bindung aussehen? Die Suche nach anderen Formen von Gemeinschaft und anderen Lebensleitlinien führte zu einer Abkehr von der Elterngeneration und suchte sich Wege außerhalb der Elternhäuser. Der Wunsch, möglichst früh aus dem Elternhaus auszuziehen, war typisch für die heranwachsenden Kinder dieser Zeit und ist in der Folgegeneration ganz anders zu beobachten. Während heute junge Erwachsene relativ lange im Elternhaus bleiben, waren damals viele froh, wenn sie in einer anderen Stadt eine Ausbildung oder ein Studium beginnen konnten. Sie suchten sich Wohngemeinschaften oder zogen mit Partnern in sogenannter »wilder Ehe« zusammen, misstrauisch von den Eltern beobachtet. »Ich musste von zu Hause weg, wie auch immer« – dieser Satz ist immer wieder in den Lebensgeschichten dieser Generation zu hören. Die 18- bis 20-Jährigen flüchteten vor der hohen seelischen Belastung der Elterngeneration, die nicht selten in Form innerfamiliärer Kriege ausgelebt wurde – so wie die Eltern einst vor dem realen Kriegsgeschehen geflüchtet waren.

»Wohin also sollte ich mit meinem Hunger gehen?«, fragt die 48-jährige Beate, heute Lehrerin an einer Gesamtschule. »Mit 13 begann ich mein Zimmer mit Plakaten von Popstars aus der *Bravo* zu tapezieren. Die ersten Experimente mit Drogen folgten. Für meine beiden sehr kriegstraumatisierten Eltern war ich nicht mehr lenkbar. In der ersten Wohngemeinschaft in Berlin entstand ein nicht gekanntes Gefühl von Zu-Hause-Sein, auch wenn es kaum Ordnung gab, Alkohol und Rauchen an der Tagesordnung waren. Aber: Es gab so etwas wie Zusammengehörigkeit, es gab so etwas wie Liebe unter uns, eine Liebe, die nichts verlangte.«

Ein Ausdruck der Abkehr von der Elterngeneration bestand für manche junge Erwachsene in der mehr oder weniger bewussten Ablehnung von Elternschaft. Sie rebellierten nicht nur gegen das gesellschaftlich determinierte Frauen- und Männerbild, sondern auch gegen das verinnerlichte Mutter- und Vaterbild. Die in dieser Generation erstmals selbstverständliche Benutzung von Verhütungsmitteln und die Reform des Abtreibungsparagrafen gaben den jungen Erwachsenen darüber hinaus eine vorher nie da gewesene Entscheidungsfreiheit für oder gegen eine Schwangerschaft. Durch die transgenerationale Prägung war dies bei manchen allerdings keine wirklich freie Entscheidung, sondern eine Folge des Ringens mit den Spuren der Vergangenheit. Während des Nationalsozialismus war das Kinder-Bekommen als Verdienst für das Volk propagiert und damit funktionalisiert worden. Die deutschstämmige amerikanische Politologin Margret Rueffler, die Seminare zur Verarbeitung der Kriegsvergangenheit durchführt, zitiert zu diesem Thema eine 44-jährige Taxifahrerin:

»Die Einstellung meiner Mutter war: Eine Frau hat zu gebären, eine Nation neu aufzubauen. Sie wollte elf Söhne haben, die gesund sind und bereit, für das Vaterland zu kämpfen. Da war viel Missachtung von sich selbst, ihrer Weiblichkeit, ihrer Person. Und Missachtung von mir, ihrer Tochter, als Frau, als Mensch. Sich benutzen lassen und andere benutzen, das war Thema. Und fanatisch sein für eine Sache. Sie duldet keine Schwäche, keinen Schmerz, keine Empfindsamkeit. Ihr Bild ist die starke, gesunde, gebärfähige Frau, ihr Nationalstolz prägt ihre Einstellung.«[38]

Die kriegsbelastete Bindung zu den Eltern zu verstehen und zu bewältigen, ist für die in den 50er-und 60er-Jahren Geborenen eine wichtige Entwicklungsaufgabe. Es ist nicht einfach, die Familienvergangenheit mit ihren traumatischen Belastungen für die eigene Biografie anzunehmen. Dies ist jedoch eine Voraussetzung dafür, aus diesem Zusammenhang heraus entstandene psychische Symptome wie Ängste, Depressionen und Selbstwertprobleme zu lösen. Die Lebensrealität der Gesamtfamilie wahrzunehmen, zu betrauern und anzuerkennen, ist notwendig. Darüber kann die eigene psychische Wahrheit zu ihrem Recht kommen.

»Unbewusst übernehmen Kinder Funktionen, um den Teil der Familienvergangenheit zu verarbeiten, den die Elterngeneration selber nicht zu verarbeiten in der Lage war«, sagt Gabriele Rosenthal.[39] Auch dies könnte man sehen als eine subtile Form der Parentifizierung. In Therapieprozessen tauchen zum Beispiel immer wieder Rettungsfantasien den Eltern oder Großeltern gegenüber auf, die die Klienten schon in der Kindheit entwickelten und die sie bis weit ins erwachsene Dasein immer wieder verfolgen. Dies ist vielleicht ein Versuch, das gefühlte Trauma ungeschehen zu machen: sich aufdrängende schmerzliche Bilder von flüchtenden Menschen, von Lagern, von Todesgefahr, von Gnadenlosigkeit – und dann die Fantasie, im letzten Moment Vater oder Mutter, eventuell die Großeltern aus diesen quälenden Situationen zu befreien.

In der traumatherapeutischen Arbeit werden Fantasien, die ein traumatisches Ereignis in Eigenregie anders ausgehen lassen, für dessen Verarbeitung eingesetzt. Die Kinder kriegstraumatisierter Eltern scheinen über ihre Rettungsfantasien unbewusst zu versuchen, das Trauma der Eltern über in dem Moment als omnipotent erlebte imaginierte Kräfte zu heilen.

Der 46-jährige Kinderarzt Klaus erzählt dazu:

»Schon als Neunjähriger hatte ich immer die Fantasie, meinen weinenden Vater auf meinem Rücken durch eine winterliche Steppe zu tragen – das war ganz normal für mich und brachte mich ihm sehr nahe. Er wusste natürlich nichts davon. Erst heute wundert es mich, dass ich mir als Kind diese ungeheure Kraft vorstellen konnte. Es war wohl eine Seelenkraft, die er brauchte, das Bild war ganz real. Er flüchtete als Zwölfjähriger im letzten Kriegswinter aus Ostpreußen, zu Fuß. Aber dass es da einen Zusammenhang gab zu meinen häufigen Fantasien – das habe ich erst viel später begriffen.«

Für manche Eltern wurden die Kinder zu Hoffnungsträgern einer unbelasteten Zukunft, es schien darüber die Chance zu geben, Lebensbelastungen zu vergessen. Die Kinder bekamen die Erwartung aufgebürdet, es solle ihnen gut gehen, und die Eltern erhielten die Möglichkeit, sich im Gutgehen ihrer Kinder widerzuspiegeln und wie in einer Verlängerung des eigenen Selbst Bestätigung zu finden. Die Kinder durften dann aber auch nicht klagen, sie hatten ja alles und es ging ihnen gut.

Nun wollen die meisten Eltern, dass es ihren Kindern gut geht. Es ist dabei jedoch relevant, wie zwingend dies für das eigene seelische Gleichgewicht erforderlich ist oder ob es einer elterlichen Liebe entspringt, die das Kind freilässt. Brauchen die Eltern das Glück des Kindes für sich selbst im Sinne einer Traumakompensation, gerät das Kind in einen unbewussten Auftrag, in dem es sein wahres Selbst zurückziehen und verleugnen muss. Manche in den 50er- und 60er-Jahren geborene Kinder entwickelten darüber einen inneren Antreiber, der ihnen auch im Erwachsenenalter das Leben noch schwer macht. Gute Schulleistungen oder eine entsprechende Berufswahl wurden dann zum Beispiel notwendig, um die kriegsbedingte Verhinderung eines Schul- oder Berufsabschlusses der Eltern zu kompensieren.

Eine andere Traumakompensation bestand darin, die eigenen Kinder als schmückendes Beiwerk des eigenen narzisstisch bedürftigen Selbst zu besetzen. Die Kinder sollten so sein, wie die Eltern gern sein wollten, aber nicht konnten. Sie sollten die nicht gelebten elterlichen Selbstanteile für diese in ihr eigenes Leben bringen. Dafür müssen sie jedoch ihre eigene Identität beschränken oder opfern. Die Erfüllung der unbewussten Aufträge erfordert oftmals einen hohen Preis für die eigene psychische Stabilität.

Die 52-jährige Chirurgin Brigitte fordert von sich mindestens 150 Prozent Leistung. Dass sie schon jahrelang Schlafstörungen hat, die immer belastender werden, bringt sie erst in der Therapie damit in Zusammenhang. Ihre Mutter wollte gerne Ärztin werden, konnte aber während des Krieges kein Abitur machen. Während der Schulzeit gab die Mutter alles dafür, dass Brigitte eine sehr gute Schülerin wurde und den – von wem? – begehrten Studienplatz in Medizin dann auch erhielt. Hausaufgabenüberwachung, Nachhilfestunden, Fremdsprachenschulen im Ausland, nichts war zu teuer oder zu aufwendig für die Tochter. Diese aber leidet seit ihrem 16. Lebensjahr an Essstörungen, zunächst an Magersucht, jetzt an Bulimie. »Was mir eigentlich wichtig ist in meinem Leben, das habe ich mich noch nie gefragt«, sagt sie wehmütig.

Diejenigen, die gegen unbewusste Aufträge rebellierten oder sich entzogen, wurden nicht selten zu sogenannten Aussteigern, sie brachen Schul- und Berufsausbildungen ab und suchen zum Teil noch heute nach ihrer wahren Identität. Die Auftragserbringer innerhalb dieser Dynamik wurden eher zu sogenannten Gewinnern. Beide Gruppen unterliegen aber dem gleichen inneren Motor für ihr Verhalten, sie reagieren auf die psychische Verstrickung mit der Herkunftsfamilie. Sie spalten sich in Helden und Verlierer. Wie sich dies aber innerlich anfühlt und was dabei gerettet wird oder verloren geht, ist eine ganz andere Frage.

In therapeutischen Prozessen mit Klienten, die in den 50er- und 60er-Jahren geboren sind, ist ein kollektives Thema sichtbar: das Ringen um die eigene Identität, die Suche nach Halt und Geborgenheit und die Würdigung der Seele, der eigenen und der anderer Menschen. Häufig waren diese Menschen gezwungen, ein gut funktionierendes Pseudoselbst zu errichten. Und auch als Erwachsene sind sie oftmals noch auf der Suche nach Selbstakzeptanz und dem Zugang zur eigenen Seele.

Im Dezember 2008 sehe ich bei einem Aufenthalt in Paris neben der Eingangstür eines großen Mädchengymnasiums eine kleine Gedenktafel: 700 Schülerinnen dieser Schule wurden aufgrund ihrer jüdischen Herkunft deportiert und ermordet. Die Straße trägt den Namen der jüdischen Schulleiterin. Im gleichen Jahr auf einer Reise in den polnischen Bialowieza-Nationalpark besichtigen wir eine kleine russisch-orthodoxe Kirche. Der Pope erzählt von den 1942 im Dorf stationierten Nazis, die vor der Kirche Juden an den Bäumen aufhängten. In meinen aufkommenden Schuldgefühlen werde ich etwas entlastet, als er von den »deutschen Nazis« spricht und nicht einfach von den »Deutschen«. Später bei einem Imker kommt zur Sprache, wie damals die ganze Familie ausgelöscht wurde, er ist der einzige Überlebende. Bei einem Stopp mitten auf der Straße zeigt uns der Reiseleiter einen kürzlich wieder aufgebauten jüdischen Friedhof, versteckt auf einer kleinen Lichtung. Israelische Studenten haben hier gearbeitet. Und in Warschau erinnern an großen Plätzen monumentale Denkmäler an den Zweiten Weltkrieg.

Die in Deutschland anscheinend noch bestehende Schwierigkeit der offenen Bewahrung von Erinnerung wird mir nie so deutlich wie hier in Polen. 400 000 polnische Juden wurden im Warschauer Getto ermordet, die Stadt wurde nach dem Warschauer Aufstand von der deutschen Besatzung systematisch ausgelöscht. Die Altstadt wurde 1976 wieder originalgetreu aufgebaut. Hier ist Erinnerung erwünscht, hier wird selbstverständlich benannt, was zutiefst verletzt, was traumatisiert hat. Hier gibt es jedem zugängliche Orte zum Trauern.

Ein 52-jähriger Kollege erzählt mir, wie er bei einem Friedensseminar in Israel bei der Vorstellungsrunde zwar sagen konnte, er sei Europäer und Hamburger – er sei Deutscher, kam ihm jedoch nicht über die Lippen.

Was braucht es in Deutschland, die auch in die Folgegeneration hineinwirkende kollektive Traumatisierung bewusst wahrzunehmen und für die mit der Täterschaft verbundenen kollektiven Schuldgefühle Wege zu finden?

Schuldgefühle entstehen, wenn wir Regeln und Werte verletzen, die eingebettet sind in die jeweilige Familie, Gesellschaft, Kultur oder Religion. Schuldgefühle entstehen auch, wenn wir glauben, bestimmte aus diesen Regeln abgeleitete Erwartungen nicht erfüllt zu haben oder nicht erfüllen zu können. In unserem Kultur- und Religionskreis folgt auf Schuldzuweisung oft Strafe. Schuldgefühle in Verbindung mit Bestrafungsangst sind mächtig, sie lähmen und blockieren die Lebensenergie, das Denken, Fühlen und Handeln. Sie schwächen das Selbstwertgefühl und können Depressionen verursachen. Darunter liegt oft ein anderes, sehr bedrängendes Gefühl: die Scham.

Scham, berechtigt oder vermeintlich schuldig geworden zu sein in der Einhaltung der kollektiv gültigen Regeln, nimmt dem Betroffenen das Recht, sich seiner Familie, seinem Freundes- und Kollegenkreis, seiner Gesellschaft zugehörig zu fühlen. Aktive Ausgrenzung – »Du gehörst nicht mehr zu uns« – oder aber Selbstausgrenzung – »Ich kann euch nicht mehr unter die Augen treten« – ist für unsere Seele eine der härtesten und wirksamsten Strafen und macht sehr viel Angst. Als soziale Wesen sind wir angewiesen auf Bindungen und Zugehörigkeit. Ohne den Schutz einer Gemeinschaft fühlen wir uns instinktiv ausgeliefert und verloren. Deshalb sind Schuld- und Schamgefühle als eigentlich gesundes Regulativ im sozialen Geschehen mächtig und vermögen Menschen in Angst zu halten.

Für die Generation der in den 50er- und 60er-Jahren Geborenen waren Schuld und Scham in zweierlei Hinsicht von Bedeutung. Auf der Eltern- und Großelterngeneration lastete eine kollektive Schuld für die Verbrechen des Nationalsozialismus. Die Aufdeckung der organisierten Gräueltaten und die Verantwortung für einen schrecklichen Krieg, das langsame Bewusstwerden dieser Realität, die Schuld gegenüber der Staaten- und Völkergemeinschaft und die dafür kollektive Verurteilung und Ächtung wirkten tief in die Gesellschaft hinein. Der Verlust der durch die nationalsozialistische Bewegung aufgebauten Grandiosität und Selbstverherrlichung und das langsame Erkennen der Dimension dieses Irrwegs müssen zudem eine tiefe Scham geweckt haben.

Im Alten Testament gibt es den Gedanken, wir könnten durch die Sünden der Urahnen kraft unserer Geburt schuldig werden. Dies ist ein Gedanke der transgenerationalen Weitergabe von Schuld. Im Begriff der Erbsünde spiegelt sich, dass Sündhaftigkeit anscheinend über Generationen vererbt werden kann. Schuld und Scham für die von Deutschen in der Zeit des Nationalsozialismus begangenen Verbrechen wurden bis weit in die nächsten beiden Generationen und wohl auch darüber hinaus weitergegeben.

Gabriele Rosenthal sagt in ihrem Artikel »Transgenerationale Folgen von Verfolgung und Täterschaft« bezüglich der Verbrechen des Nationalsozialismus: »In deutschen nicht jüdischen Familien (...) ist entscheidend, ob und auf welche Weise die Großeltern in die Naziverbrechen involviert waren. Während sich die Nachkommen von Tätern und Täterinnen mit eigenen potenziellen Täterschaften und den entsprechenden Fantasien quälen, ist die zentrale Frage bei Nachkommen von Mitläufern, ob sie in einer ähnlichen Situation helfend eingreifen oder wegsehen würden.«

Wie aber wird transgenerational weitergegebene Schuld verarbeitet?

Gabriele Rosenthal führt dazu weiter aus: »Während Kinder und Enkel von Überlebenden wissen, dass ihre Eltern beziehungsweise ihre Großeltern verfolgt wurden, haben die Kinder und Enkel in Familien von Tätern nur vage Ahnungen. Für sie hat das zur Folge, dass sie an ihrer Wahrnehmung immer wieder zweifeln und sich für ihre Vermutungen schuldig fühlen (…) Täter und Täterinnen schützen sich (…) vor einer Ablehnung und Anklage ihrer Nachkommen (…) Sie leugnen oft ihre Vergangenheit, dies tun Überlebende nicht, diese verschweigen sie (…) Vor allem wollen sie ihre Kinder und Enkel nicht mit ihrer Verfolgungsvergangenheit belasten.«[40]

1973 wurden im deutschen Fernsehen die ersten Dokumentationsfilme über den Holocaust gesendet und 1979 die viele erschütternde US-amerikanische Fernsehserie *Holocaust – Die Geschichte der Familie Weiß*. In den Schulen wurde in dieser Zeit begonnen, im Geschichtsunterricht über den Völkermord an den Juden zu unterrichten. Dies traf mit der Jugendzeit der in den 50er- und 60er-Jahren Geborenen zusammen. Die wenigsten fanden in ihren Eltern oder Lehrern dafür aufmerksame Gesprächspartner. Die Frage nach Täterschaft und Schuld in der eigenen Familie beschäftigte nicht nur die Kriegskinder-Generation, sondern auch die nächste Generation.

»Die Übergabe der Schuld an die Nachgeborenen, die sich anstelle der Täter wegen möglicher eigener Täteranteile quälen und von ihren Familienangehörigen angeklagt werden, wenn sie unbequeme Fragen stellen, ist ein Mechanismus, den wir in Familien von Nazitätern häufig finden und der sich in der Generation der Enkel noch viel deutlicher zeigt als in der mittleren Generation (…) Die bedrohlichen Teile der Vergangenheit werden (…)

durch Andeutungen und zwischen den Zeilen an die Nachgeborenen weitergegeben (…) Je weniger die Nachgeborenen über die Vergangenheit ihrer Eltern oder Großeltern wissen, umso stärker werden sie in ihrem Leben, in ihrem psychischen Befinden (…) von dieser Vergangenheit bestimmt. Die Folgen der Vergangenheit werden in der Abfolge der Generationen nicht etwa schwächer, sondern sie werden in der dritten Generation sichtbarer. Deutlicher noch als ihre Eltern agieren die Enkel die Folgen der Vergangenheit aus. Die bei den Enkeln und Enkelinnen zu findenden psychischen und psychosomatischen Symptome sind jedoch nicht pathologischer als die emotionale Verschlossenheit der Elterngeneration und ihre Konzentration auf ein erfolgreiches Leben …«[41], führt Gabriele Rosenthal weiter aus.

Franka als 1965 Geborene sagt zum Beispiel im Interview: »Ich hatte immer das Gefühl, ich hätte Schuld – dabei konnte ich doch gar nichts dafür.« Und Joachim, Jahrgang 1944, meint: »Ich fand sie früh schon ungerecht, diese kollektiven Schuldzuweisungen an die Deutschen. Man durfte nicht sprechen über seine Erfahrungen.«

Psychodynamisch gesehen führen Schuld und Scham zu Rückzug, zum Wunsch, nicht aufzufallen oder keine Aufmerksamkeit auf sich zu ziehen. Bei Scham wollen wir »am liebsten im Erdboden versinken« – ein Sinnbild für den Wunsch, uns der Gegenwart der Welt nicht mehr zeigen zu müssen.

Die neue Generation berührte in ihrer unmittelbar kindlichen Lebendigkeit die traumakompensatorischen Muster der Eltern. So wurde ein Leitgebot in der Erziehung der 50er- und 60er-Jahre: »Seid unauffällig, seid leise, macht euch unscheinbar, fallt nicht auf, was sollen die anderen denken?«

Aus psychodynamischer Sicht hatte dies zu tun mit dem Versuch der Eltern- und Großelterngeneration, den zum Teil auch projizierten ausgrenzenden und strafenden Augen der anderen zu entkommen. Sich einzureihen, sich einzuordnen in die Unauffälligkeit, indem man ja alles richtig machen wollte – dies war eine andere Form der Unterordnung, als sie in der nationalsozialistischen Doktrin gefordert wurde, aber doch auch schon bekannt war. Sie verhinderte ein anderes wichtiges Lebensgefühl: den Stolz, sich zu zeigen. Viele Kinder der in den 50er- und 60er-Jahren Geborenen litten unter einer Begrenzung ihrer Vitalität und der Aufforderung zur Unauffälligkeit. Sie erlebten eine aggressive Aufladung der Eltern, wenn ihre kindliche Lebendigkeit sich zeigte und eine Antwort suchte. Die Begrenzung war für viele Kinder nicht einzuordnen, sie kam impulsiv, weil sie aus der Ladung der Traumaabwehr der Eltern entstand. Sie hatte eine Funktion für das psychische Gleichgewicht der Eltern und keinen eigentlichen Wert.

»Wie du wieder rumläufst! Was tust du uns an. Musst du uns Schande machen?« In solchen Sätzen ist die Verzweiflung traumatisierter Eltern spürbar, die sich schützen wollten vor einem Exponiertwerden. Auch die Überbewertung des Status eines Menschen – des Berufes, des Einkommens, der Titel – führte bei der Folgegeneration zu Irritationen. Wurden der erste Freund, die erste Freundin aktuell, interessierte weniger, wie es dem Sohn oder der Tochter ging, sondern der Beruf des Vaters des oder der Auserwählten war relevant. Die Kinder sollten einen geradlinigen Weg gehen, jedes Ausscheren bedrohte die Sicherheit der Eltern bezüglich drohender Beschämung.

Um die Erziehungsmacht zu sichern, wurde Beschämung auch als Erziehungsmittel eingesetzt. So wurden Kinder nicht selten ausgelacht und bloßgestellt, wenn sie ihre Gefühle zeigten. Besonders vermeintliche Schwäche wie Angst, Trauer oder Schmerz wurde mit Ironie und Sarkasmus kommentiert, was die Kinder beschämte.

»Wenn ich als kleiner Junge auf der Straße hinfiel und mir die Knie blutig schlug, fragte mein Vater in mein Schmerzgeheul hinein: ›Na, hast du wohl 'ne Mark gefunden?‹ Ich stoppte in meinem Weinen, weil ich irritiert war von seiner Bemerkung, ich versuchte, sie einzuordnen. Wieso ›Mark gefunden‹? In mir blieb das innere Weinen zurück, das ich zu unterdrücken versuchte. Sein Ziel aber hatte er erreicht, ich heulte nicht mehr sichtbar. Und ich schämte mich«, erzählt der 51-jährige Gunnar. Auch heute noch fällt es ihm schwer, Gefühlen ihren Raum zu geben, und er gerät schnell in Scham, wenn ihm Gefühle angemerkt werden.

Stolz und Selbstbewusstsein – das verbotene Gefühl der Deutschen

Mit der schwierigen psychischen Dynamik von Schuld und Scham ist auch die Schwierigkeit des Umgangs mit Stolz und Selbstbewusstsein im Nachkriegsdeutschland verbunden. Der Größenwahn des Nationalsozialismus und die tiefe Beschämung über die begangenen Verbrechen erschwerten Gefühle von Stolz und gesundem Selbstwert. Dies betraf die kollektive Ebene der Nation – den Nationalstolz – wie auch das individuelle Empfinden. In der Erziehung wurde der für die Entwicklung gesunde Ausdruck von Stolz und Selbstwert eher abgewehrt. Zur Unauffälligkeit als wichtige Verhaltensregel für die Kinder passte offen gezeigte Größe nicht. Innerlich lieber »klein« zu bleiben, mag in der psychischen Abwehr gegen Schuldgefühle über die verheerende Grandiosität des »deutschen Übermenschen« wurzeln. Ein gelingendes menschliches Miteinander braucht auch die gesunde Fähigkeit, sich selbst zurückstellen zu können. Dies vermischt sich hier mit der Abwehr der Schuldgefühle. Die innere Freiheit geht durch die traumatische Einfärbung verloren.

Erleben Nachkriegskinder als heutige Erwachsene eigene Größe und Stolz, löst das eventuell transgenerational vermittelte Schuldgefühle aus. Dies bedeutet letztlich, das eigene Potenzial nicht leben zu dürfen. Eine Selbstführung aus einem gesunden Selbstbewusstsein heraus unterliegt dem teilweise unbewussten Verbot einer kraftvollen eigenen Identität. In der Folge kommt es projektiv zur Unterordnung unter bestehende Strukturen und zu einer zu starken Anpassung an verinnerlichte Regeln.

»Für meinen Vater konnte ich es nie richtig machen«, erzählt die 52-jährige, in der Medizinforschung tätige Annette. »Gute Schulleistungen waren selbstverständlich, Loben fand er unnütz, wir hätten uns ja darauf ausruhen können. So konnte ich keinen Stolz auf meine Fähigkeiten entwickeln, obwohl ich eine sehr begabte Schülerin war. Auch mein Abitur mit Notenschnitt 1,3 interessierte nicht weiter, und ich erinnere gut, dass ich die Ehrung bei der Abiturfeier vonseiten der Schule kaum ertragen konnte. Im Mittelpunkt zu stehen und offen bestätigt zu werden, war mir fremd und weckte Scham. Auch heute noch kann ich eigentlich nie wirklich zufrieden sein mit mir, obwohl ich sehr leistungsfähig bin. Die Freude an wissenschaftlichen Erfolgen kann ich mir nur heimlich gönnen, nach außen hin bleibe ich klein, bescheiden und ohne jeglichen Anspruch auf Anerkennung. Ich glaube, Hitler hat mit seiner ideologischen Propaganda dem deutschen Volk nach dem verlorenen Ersten Weltkrieg wieder neuen Selbstwert gegeben – und ihm dann komplett wieder genommen. Ich denke, fast unwiederbringlich. Wie soll ich als Deutsche je wieder stolz sein können?«

Bei der 2006 in Deutschland stattfindenden Fußballweltmeisterschaft kam es zu einem ungewöhnlichen Phänomen: Viele Bewohner von Dörfern und Städten schmückten ihre Häuser während der Spiele mit Fahnen in den deutschen Landesfarben. An Tankstellen und Zeitungskiosken wurden kleine Wimpel in Schwarz-Rot-Gold für Autofensterscheiben verkauft, und unglaublich schnell verbreitete sich eine Freude an diesem kollektiven Ausdruck eines in der Tiefe unerlaubten deutschen Nationalgefühls – als hätte es darauf gewartet, endlich eine unbefangene, unverfängliche Sprache zu bekommen. Große Sportereignisse haben schon immer zu Verbundenheit unter Menschen innerhalb der Nationen und über die Nationengrenzen hinaus beigetragen und tragen Heilungschancen in sich. Auch die gewonnene Fußballweltmeisterschaft 1954 trug in Ansätzen dazu bei. Der schon in der Einleitung erwähnte erfolgreiche Kinofilm *Das Wunder von Bern* zeigt dies eindrücklich. Der Schleier der verständlichen traumatischen Angst vor deutschem Nationalstolz hat sich bei der Fußballweltmeisterschaft 2006 auf eine spielerische Weise für alle sichtbar gehoben.

Kriegsfolgen: Leben mit dem Kalten Krieg, leben mit der Teilung Deutschlands

nach dieser Erde
wäre da keine
die eines Menschen Zukunft heißt

darum Menschen achtet
und achtet
dass sie es bleibt

wem denn wäre
sie noch Heimat
wenn sie still die Sonn' umkreist

Kanon der Friedensbewegung Anfang der 80er-Jahre

Nach dem Ende des Zweiten Weltkriegs wurde relativ rasch deutlich, dass das Bündnis der Alliierten, die gemeinsam Hitler-Deutschland besiegt hatten, keinen Bestand haben würde. Die ideologischen Unterschiede der beiden gesellschaftlichen Systeme waren zu groß. Bereits 1948 zeigte sich ein die Welt spaltender Konflikt mit unüberbrückbaren Machtinteressen. Der bis 1991 andauernde Kalte Krieg begann mit der Errichtung des Eisernen Vorhangs. Er zementierte die Spaltung zwischen den von der Sowjetunion kommunistisch geführten Ländern des Ostblocks und dem Westen nicht nur ideologisch, sondern auch real mit menschenfeindlichen Grenzbefestigungsanlagen. Deutschland lag im Zentrum dieses Konflikts. Besonders Berlin – geteilte Stadt in der russischen Besatzungszone – war davon betroffen. Schon im Juni 1948 versuchte die russische Besatzungsmacht eine Blockade der Lebensmittel- und Kohlelieferungen nach Berlin als Reaktion auf die Währungsreform in der amerikanisch/britischen Zone. Die amerikanische Luftbrücke mit etwa 280 000 Hilfsgüterflügen nach West-Berlin führte zum Ende der Blockade. Die Menschen kamen auch nach Ende des Krieges nicht zur Ruhe. Sie erlebten unmittelbar die vorherige Sieger- und Befreiungsallianz als nunmehr Freund und Feind, sie erlebten die Teilung ihres Landes und ihrer Nation und sie erlebten über Jahre einen politischen, von Kriegsangst begleiteten Spannungszustand. Wie sollten die seelischen Kriegswunden in diesem Klima heilen können?

Der Kalte Krieg und seine Auswirkungen auf die Generation der in den 50er- und 60er-Jahren Geborenen

Anlässlich des Jubiläumsgipfels in Straßburg und Baden-Baden zum 60. Geburtstag der NATO im Sommer 2009 imponierte in vielen Tageszeitungen die Schlagzeile »Barack Obama plant eine Welt ohne Atomwaffen«. Im Gespräch darüber mit Menschen, die in den 50er- und 60er-Jahren geboren wurden, hörte ich vor allem: Unmöglich, das wird niemals gehen. Zu tief sitzt anscheinend die »Normalität« des schon seit 20 Jahren beendeten Kalten Krieges. Zu nah ist vielen noch die Erinnerung an Atomkriegsszenarien der 80er-Jahre, zu hilflos das erinnerte Gefühl bei Aktionen der Friedensbewegung. Braucht es für eine Welt ohne Atomwaffen einen Visionär, einen eine Weltmacht führenden Politiker, der der nachgeborenen Generation angehört? Die Vorstellung einer atomwaffenfreien Welt scheint ungeheuerlich. Aber ist das Visionäre nicht immer ungeheuerlich?

Die Entwicklung der Atomwaffen und ihr von den USA realisierter Einsatz am Ende des Zweiten Weltkriegs in Hiroshima und Nagasaki eröffneten eine völlig neue Dimension von Kriegsgeschehen – und eine bis dahin nie da gewesene kollektive Vernichtungsmöglichkeit. Auch hier erinnere ich noch einmal an Kierkegaards Definition von Angst: »Ich weiß, es ist schon einmal geschehen. Und deshalb kann es wieder passieren.«

Das Kräfteverhältnis der Atommächte sollte über das Konzept der Abschreckung im Gleichgewicht gehalten werden, um einen atomaren Erstschlag zu verhindern. Der potenziell mögliche Gegenschlag hätte die komplette Vernichtung beider ideologisch verfeindeter Systeme – ihrer Menschen und des Lebens – bedeutet.

Für das psychische Erleben war der Kalte Krieg für viele eine Hintergrundbedrohung. Sie wirkte neben den Wiederaufbauaktivitäten und dem langsamen Einzug der Lebensnormalität in Deutschland. Mehrere politische Krisen brachten die existenzielle atomare Bedrohung in den Vordergrund: der Koreakrieg 1950 bis 1953, die hochgefährliche Kubakrise 1962, und selbst noch 1983 gab es eine Episode, bei der Teile der sowjetischen Führung einen vermeintlichen atomaren Erstschlag der Nato befürchteten. Die Niederschlagung der Aufstände 1953 in der DDR, 1956 in Ungarn und 1968 in Prag mithilfe des sowjetischen Militärs sowie der von 1965 bis 1975 dauernde Vietnamkrieg mit etwa drei Millionen Toten machten auch die konventionelle militärische Macht der beiden Großmächte nur zu deutlich spürbar.

Die sich permanent fortsetzende Aufrüstung schürte im Westen und im Osten die Angst vor einem dritten Weltkrieg und angesichts der gravierenden wirtschaftlichen Not vieler Länder hilflose Wut. Die amerikanische Rüstung kostete in der Zeit des Kalten Krieges sechs Billionen Dollar, ein Drittel der sowjetischen Wirtschaftskraft floss in Rüstungsausgaben. Zeitweise lagerten in den USA 32 000 nukleare Sprengköpfe, in der Sowjetunion 45 000.

Der Zustand des Kalten Krieges und die Teilung Deutschlands ließen für die Menschen keine Entspannung aufkommen und keinen inneren Frieden. Beides wäre aber bitter nötig gewesen. Der 1951 geborene Liedermacher Klaus Hoffmann beschrieb 1975 in einem Chanson die Sprachlosigkeit und die sich fortsetzende seelische Kälte in seiner Heimat Berlin:[42]

Was fang ich an in dieser Stadt,
die mich zur Angst erzogen hat,
die für die Fragen blasser Kinder
nur einen Maulkorb übrig hat
die ihnen lehrt, selbst ihre Alten,
die noch so viel erzählen wollen,
zu übersehn.

Was fang ich an in dieser Stadt,
wofür gebrauche ich meine Kraft,
was fang ich an in dieser Stadt,
ich bin so hungrig und ich fühle mich so satt.

Hier herrscht Gleichgültigkeit,
der Hass und der Neid,
der Zaster und das Leid,
die Einsamkeit,

die Heuchelei, die Lüge,
Entfremdung und die Not
lassen dich wählen zwischen
Angst oder Betrug

Während es bezüglich des Zweiten Weltkrieges eine Generationenkluft zwischen den in den 50er-und 60er-Jahren Geborenen und ihren Eltern gab, waren vom Kalten Krieg beide Generationen gleichermaßen betroffen. Die Kinder wuchsen mit dem Kalten Krieg und der Teilung Deutschlands auf, die Elterngeneration hatte ganz andere Vorerfahrungen. In fast allen Gesprächen wurde deutlich, dass ähnlich wie über den Zweiten Weltkrieg Eltern und Kinder kaum über den Kalten Krieg sprachen. Auch die oft bestehende politische Aktivität der erwachsen gewordenen Kinder in der Friedensbewegung Anfang der 80er-Jahre wirkte seltsam kontaktlos innerhalb der Familien, es gab allerdings auch keine Verbote. Vielleicht weil die Kinder hier nicht nur die eigenen, sondern auch die unausgesprochenen und verdrängten Sehnsüchte der Eltern transgenerational in sich trugen: Sehnsucht nach Halt gebender Gemeinschaft, Sehnsucht nach aussprechbarem Protest, Sehnsucht nach Frieden. Die emotionale Distanz vonseiten der Eltern, die auch als Interesselosigkeit verstanden wurde, setzte sich fort. Sie bedeutete auch für die Zeit des Kalten Krieges, innerhalb der Familien mit den Fragen und Anliegen allein zu bleiben.

Der Nato-Doppelbeschluss von 1979 mit Stationierungsplänen von amerikanischen Pershing-II-Raketen in der Bundesrepublik Deutschland löste in Europa eine Friedensbewegung aus, bei der sich allein in der Bundesrepublik Hunderttausende Menschen engagierten. An der Demonstration 1981 im Hofgarten der damaligen Hauptstadt Bonn nahmen 300 000 Menschen teil.

Endlich entstand ein Raum, zurückgehaltene Ängste, Verzweiflung und Wut zu äußern und mit anderen zu teilen. Diesen Raum konnten die Familien oft nicht geben. Neben den realen Sicherheitsbedürfnissen angesichts der atomaren Bedrohung fanden hier sicher auch tiefer liegende, aus der Dynamik der Kriegs- und Nachkriegszeit entstandene Bedürfnisse eine konstruktive Form, die seelisch befreiend wirkte.

Der 49-jährige Realschullehrer Friedrich erzählt über sein Erleben des Kalten Krieges:

»Mit dem Kalten Krieg wurde ich konfrontiert übers Fernsehen. Dabei habe ich die atomare Bedrohung als Kind gar nicht verstanden, und doch habe ich sie als diffuse Angst gespürt. Mit 17 fing ich an, mich politisch zu engagieren. Die Bedrohung, die von Atomwaffen definitiv ausgeht, hat mich lange beschäftigt, und ich frage mich auch heute manchmal: Worin liegt das Gestörte? Ist das Gestörte die Angst davor und war die Angst vor dem Kalten Krieg etwas Gestörtes in uns? Wie funktioniert unsere Welt überhaupt mit diesen Vernichtungsmöglichkeiten – es ist ja eine kollektive Verdrängung, aufgrund derer wir überhaupt noch unser Leben genießen können. Als Jugendlicher hatte ich oft Albträume von Atomwaffeneinsätzen. Ein Versuch der Lösung war mein politisches Engagement. In meiner Familie war das kaum Thema – so wie der Krieg, den mein Vater als Soldat und meine Mutter als Kind erlebt hatten, auch kein Thema war. Wenn ich eine politische Meinung äußerte, hieß es manchmal: ›Ja, dann geh doch nach drüben!‹ Über Politik zu sprechen war unfruchtbar, es brachte nichts. Manchmal kamen Sprüche wie: ›Unter Hitler war ja doch vieles einfacher.‹

Meine Eltern bekamen schon mit, dass ich auf Demonstrationen ging, sie fanden das aber irgendwie komisch. Ich glaube, es hat ihnen auch Angst gemacht, ich war dadurch in einer Art öffentlichem Widerstand mit vielen anderen. Ich hätte sie gern dabeigehabt, ich wäre stolz auf sie gewesen! In den Initiativen gab es Aktive der Generation meiner Eltern und ich hatte Hochachtung vor ihnen, ohne sie näher zu kennen. Der Philosoph Günther Anders sagt: ›Wir leben in der Endzeit. Nicht in der Postmoderne oder im Atomzeitalter, sondern: in der Endzeit. Wir können uns als Gattung selbst abschaffen.‹ Diese Selbstabschaffbarkeit hält er für unabschaffbar. Als ich Günther Anders las, haben mich seine Ausführungen sehr getroffen und erschreckt. Aber er hat etwas ausgesprochen, was mein Lebensgefühl während des Kalten Krieges benannte und bis heute geprägt hat.«

Ohnmacht und Resignation angesichts des Ost-West-Konflikts und die Suche nach Lösungswegen begleiteten die jungen Erwachsenen der in den 50er- und 60er-Jahren Geborenen, Gefühle, die sicher auch der Eltern- und Großelterngeneration nur zu bekannt waren.

Die 50-jährige Erzieherin Maren sagt dazu:

»Den Kalten Krieg habe ich als Bedrohung erlebt, ja, einfach nur ja. Es hatte etwas Unfassbares und das war für mich ähnlich wie in meinem Gefühl zum Zweiten Weltkrieg. Wie konnte so etwas sein, wie war das möglich? Ich konnte die Feindbilder nie nachvollziehen. Natürlich gibt es Menschen, die bösartig sein können – aber dass ein Volk *an sich* böse sein sollte, das fand ich unglaublich. Vertraut habe ich keinem Politiker. Ich war in der Friedensbewegung sehr aktiv und meine Mutter tolerierte das durch Nichteingreifen. Dafür bin ich ihr im Nachhinein sehr dankbar. Sie wäre aber nie selbst mit demonstrieren gegangen, das machte ich wohl für sie mit. Wir redeten nicht viel darüber, aber ich wusste, sie steht auf der gleichen Seite, schweigend. Wir wollten in dieser Zeit etwas verändern, und immer war das Gefühl von Machtlosigkeit dabei. Macht und Ohnmacht – das war ein großes Thema. Wie geht Veränderung? Diese Frage hat uns in den 70er- und 80er-Jahren, der Zeit unserer Pubertät und des jungen Erwachsenseins, ständig bewegt.«

Wie sehr das Erleben in der DDR von der Informationspolitik bestimmt wurde, benennt der 1960 geborene und in Sachsen aufgewachsene Thomas:

»Meine Mutter ist 1939 geboren und mein Vater 1936, über den Krieg, den sie als Kinder erlebt hatten, wurde bei uns nicht gesprochen. Eine skurrile Folge des Krieges war, dass ich selbst als junger Mann noch Kriegsschulden für das Unternehmen meines Großvaters abbezahlte. Er hatte während des Krieges ein hohes Darlehen in Goldmark zur Unternehmensgründung aufgenommen. Er wurde von der DRR-Regierung enteignet, aber die Schulden blieben.

1968 fuhren durch unseren Ort sowjetische Panzer in Richtung Prag, da spürte ich so etwas wie Krieg. Es war ein Tagesgeschäft herauszufinden, welche Informationen stimmten, wir hatten immer zwei Informationswege, Radio und Fernsehen aus dem Westen und das DDR-Fernsehen. In der *Aktuellen Kamera*, unserer Nachrichtensendung, gab es stoisch 25 Minuten Informationen zu den Produktionserfolgen in der Landwirtschaft und fünf Minuten zum Weltgeschehen. Es hätte passieren können, was will, davon wurde nicht abgegangen. Es war gnadenlos, denn sie wussten ja, dass wir von beiden Seiten Informationen bekommen, die Sicht des Westens und die offizielle Sicht der DDR-Staatsführung. Bei den Raketenstationierungsplänen der SS-20 zum Beispiel war das besonders deutlich. Jeder im Land musste tagtäglich entscheiden, was er glaubt, bis auf eine kleine Zone um Dresden, wo es keinen Empfang für Westfernsehen und -radio gab. Das hatte zum Beispiel zur Folge, dass die Leute in Dresden nicht an die Arbeitslosigkeit im Westen glaubten, sie dachten, es ist nur ostdeutsche Propaganda, und konnten es nicht übers Westfernsehen überprüfen.

So gut wie alle erlebten zwei komplett verschiedene Denkweisen, und so blieb man immer ambivalent. Wie hätte man da die Weltpolitik einschätzen können? Es war ein Kalkül der Regierung, sie wussten davon und sie betrieben trotzdem diese Form der Realitätsverleugnung. Was das wohl auch für langfristige Folgen für die Menschen haben mag?«

Zwei Staaten – ein Deutschland

Udo Lindenberg schrieb 1973 ein politisches Liebeslied: »Mädchen aus Ostberlin«. Ein junger Mann aus dem Westen und ein Mädchen aus dem Osten verlieben sich ineinander. Er benennt auf einfache und eindrückliche Weise Gefühle angesichts der Teilung Deutschlands: Wehmut, Unbegreiflichkeit, Liebe, Hoffnung, Ohnmacht, Trauer. »Wir wollen doch einfach nur zusammen sein …« – das mag für viele Menschen in den beiden deutschen Staaten nach der von den Siegermächten vollzogenen Trennung gegolten haben.

Bereits Ende 1943 gab es von US-Präsident Franklin Roosevelt, dem britischen Premierminister Winston Churchill und dem sowjetischen Staatschef Josef Stalin Pläne zur Teilung Deutschlands nach einem Sieg über Hitler. 1945 wurde drei Monate vor Kriegsende die Aufteilung Deutschlands in vier Besatzungszonen beschlossen. Damit gab es ein Ost- und ein Westdeutschland, 1949 wurden die Bundesrepublik Deutschland und die DDR gegründet. 1961 stoppten der Bau der Berliner Mauer und der befestigten, bewachten und verminten Grenzanlagen in ganz Deutschland den Flüchtlingsstrom von Ost nach West. Die Teilung

Deutschlands bedeutete für die Menschen unter anderem die Trennung von Familienangehörigen, Freunden und Kollegen im jeweils anderen Teil. Die Erinnerung an den verlorenen Krieg konnte nicht zur Ruhe kommen. Plötzlich gab es eine innerdeutsche Grenze mit einem Schießbefehl, Verminung und einem Todesstreifen. Es gab Begriffe wie »Ende der Welt« und »Niemandsland«. Das eigene Volk, die andere Hälfte des eigenen Volkes, wurde offiziell zum Feind. DDR-Grenzbeamte sollten auf eigene Brüder und Schwestern schießen, weil diese zu anderen Brüdern und Schwestern wollten, die bis vor wenigen Jahren auch offiziell noch Brüder und Schwestern gewesen waren. Wieder gab es gebotene Gewalt und das Thema »Flucht«. Die Niederschlagung der Aufstände in der DDR, in Ungarn und in Prag durch die sowjetische Armee wurde als »Bruderhilfe« verkauft, und wieder gab es eine Verleugnung der Realität. »In einen Bruderstreit mischt man sich nicht ein«, lautete die neue Moral des Westens, ehrlicher wäre gewesen: »Wir wollen keinen bewaffneten Konflikt riskieren, wir sind selbst ohnmächtig und gefährdet.« Auf manchen Landkarten der DDR-Schulen war West-Berlin ein weißer Fleck, »Niemandsland« war ein im Westen geprägter Begriff.

»Ich habe die Teilung Deutschlands mitbekommen durch die Grenze zur DDR, sie war ganz in der Nähe meines Dorfes«, sagt die 50-jährige Altenpflegerin Anna, »hier gab es kein Weitergehen. Für mich als Kind war es beeindruckend zu wissen: Es gibt einen zweiten deutschen Staat. Verstanden habe ich es nicht. Da kamen irgendwie Pakete her und man schickte Pakete dorthin. Wir hatten Verwandte in der DDR, aber wir sind nie hingefahren. Sie schickten für mich merkwürdige Sachen von drüben und wir schickten meistens Kaffee. Das sind Kindheitsspots.«

Die DDR wurde offiziell nie von der Bundesrepublik anerkannt, es gab eine »Ständige Vertretung« statt einer Botschaft –

verständliche politisch-strategische Manöver. »Wir fahren rüber«, hieß es im Westen, »nach drüben« – so wie man eben mal zu den Nachbarn rübergeht. Im Westen gab es keinen wirklich aussprechbaren Namen für dieses andere Deutschland – wieder Sprachlosigkeit – und im Osten sprach man vom »imperialistischen Ausland.«

Udo Lindenberg schrieb 1983 einen weiteren Song zur deutschen Ost-West-Spaltung: »Sonderzug nach Pankow«. Er war direkt an den Staatsratsvorsitzenden der DDR, Erich Honecker, gerichtet. Frech und witzig, wurde er schnell zum Kultlied auch in der DDR und dort schnell verboten. Man kann das Ende der Eiszeit darin jedoch schon erahnen:

Sonderzug nach Pankow

Entschuldigen Sie,
ist das der Sonderzug nach Pankow
ich muss mal eben dahin,
mal eben nach Ost-Berlin
ich muss da was klären,
mit eurem Oberindianer
ich bin ein Jodeltalent,
und ich will da spielen mit 'ner Band.

Ich hab'n Fläschchen Cognac mit
und das schmeckt sehr lecker
das schlürf' ich dann ganz locker mit dem Erich Honecker
und ich sag: Ey, Honey, ich sing' für wenig Money
im Republik-Palast, wenn ihr mich lasst
(...)

(Genosse Erich, im Übrigen hat der Oberste Sowjet nichts gegen ein Gastspiel von Herrn Lindenberg in der DDR)

Udo Lindenberg, 1983[43]

Für alle unerwartet gab es dann 1987 plötzlich die Erlaubnis: Udo Lindenberg durfte gemeinsam mit anderen Künstlern im Ostberliner Palast der Republik spielen – ein Konzert für den Frieden vor ausgewähltem Publikum. Und es kam zu einem Geschenkeaustausch, Lindenberg schickte Honecker eine Lederjacke und bekam von ihm eine Schalmei.

Erst 1989 kam es im Zuge der friedlichen Revolution der damaligen DDR-Bürger und durch die Politik des seit 1985 amtierenden sowjetischen Parteichefs Michail Gorbatschow zur Öffnung der Grenze, zum Fall der Berliner Mauer und zur Wiedervereinigung der beiden deutschen Staaten. Die vom Geist der Gewaltlosigkeit getragene Protestbewegung führte mit Recht zu Stolz und Selbstbewusstsein. Noch am 9. Oktober 1989 war es zu einer brisanten Situation bei einer Kundgebung mit Zehntausenden Kerzen tragenden Menschen vor der Leipziger Nikolaikirche gekommen. Vorher waren 1 000 SED-Genossen dorthin beordert worden, viele Protestler saßen im Gefängnis. Das Mitglied des SED-Zentralkomitees Horst Sindermann sagte in einem Interview kurz vor seinem Tod 1990: »Wir hatten alles geplant, wir waren auf alles vorbereitet. Nur nicht auf Kerzen und Gebete.«

Margret Rueffler sagt dazu in ihrer psychohistorischen Studie über Deutschland: »In der gesamten deutschen Geschichte wurden Revolutionen vorher immer gewaltsam unterdrückt. Die

Wiedervereinigungs-Revolution von 1989 war die erste gelungene, von innen her gestaltete Revolution in Deutschland.«[44] Und erst damit endete eine unmittelbare, seelisch massiv verstörende Folge des Zweiten Weltkriegs.

Ute, Jahrgang 1961, und Johann, Jahrgang 1956, beide Sozialpädagogen, haben durch ihre Familiengeschichten sehr unterschiedliche Erfahrungen gemacht mit der Teilung Deutschlands. Sie stehen vielleicht exemplarisch für die Erfahrungen vieler 50er- und 60er-Jahre-Geborener, die von Kindheit an mit der Ost-West-Spaltung quer durch Deutschland vertraut und konfrontiert waren. Sie sollen hier länger zu Wort kommen. Ute erzählt:

»Für mich ist der Kalte Krieg untrennbar verbunden mit der deutschen Teilung. Meine Eltern waren 1959 aus der DDR geflüchtet, meine Großeltern und viele andere Verwandte und Freunde blieben dort. Die Teilung Deutschlands hatte in unserer Familie immer etwas Bedrohliches. Mein Vater traute sich die ersten Jahre nicht, in die DDR zu fahren. Er hatte Angst vor einer Verhaftung, er war von der Stasi verfolgt worden. So fuhren meine Mutter und wir Kinder die ersten Jahre allein. Ich hatte schon im Alter von vier Jahren Angst vor den Grenzbeamten, wenn wir rüberfuhren – das hat sich die ganzen Jahre über gehalten. Selbst heute noch, 20 Jahre nach der Wende, komme ich in für mich unkontrollierbare Anspannung, wenn ich auf der Autobahn über die alte Grenzlinie, den früheren Todesstreifen, fahre. Ich kann mich gut erinnern an graue, kalte Grenzübertritte unter grellem Neonlicht, an Leibesvisitationen, Autodurchsuchungen und Abspiegeln der Autos von unten – es hätte ja ein Republikflüchtling darunter festgebunden sein können. Die Atmosphäre des Kalten Krieges war deutlich zu spüren: das Menschenverachtende, die

Angst, die seelische Härte. Die wahrscheinlich gut geschulten Grenzposten traten nicht als Menschen gegenüber Menschen auf und schon gar nicht als Deutsche gegenüber Deutschen. Wenn wir zurückkamen, reagierten die westdeutschen Grenzbeamten übertrieben freundlich: ›Na, sind Sie schlecht behandelt worden da drüben? Wir nehmen alles auf, erzählen Sie ruhig!‹ Sie schenkten Kaffee aus und verteilten Bonbons an uns Kinder – das hatte einen komischen Beigeschmack, es machte die Spaltung noch deutlicher: Wir sind die Tollen, und die da drüben, die Kommunisten, das sind die Allerletzten …

Die Menschen in der DDR waren mir vertraut und fremd zugleich. Es waren meine Verwandten und doch lebten und waren sie anders. Immer schwang bei den Besuchen eine Trauer mit: Alle freuten sich und alle trauerten gleichzeitig unausgesprochen. Sehr oft wurden Pakete geschickt. Mein Großvater liebte Bananen, die es in der DDR nicht gab. Wenn wir rüberfuhren, schien es das Wichtigste zu sein, kiloweise Bananen mitzuschleppen.

Mit 17 war ich in Moskau und empfand die Atmosphäre des Grenzübertritts als noch hundertmal kälter. Wir aus dem Westen waren Feinde, und so wurden wir auch behandelt. Fünf Jahre nach der Wende kam ich dann noch einmal nach Moskau und saß einen Nachmittag nur stundenlang in einem Straßencafé auf dem Roten Platz. Ich versuchte, meine Seele an die Veränderung zu gewöhnen, und es dauerte ziemlich lange.

Es gab einen sich für mich wiederholenden Schmerz, wenn ich als Jugendliche eine langjährige Freundin allein in Ostberlin besuchte. Für fünf D-Mark gab es einen Tagespassierschein, um 24 Uhr musste man wieder zurück sein. Ich ging dann um Mitternacht allein zurück nach West-Berlin, es war ein wenig benutzter, einsam gelegener Grenzübergang mit einer kleinen Baracke, Stacheldraht und einem Schlagbaum. Manchmal weinte ich, wenn ich wieder drüben war. Auf der Westseite gab es kein gutes Ankommen, es war für ein junges Mädchen nachts durchaus gefährlich in West-Berlin im Gegensatz zum Osten.

Als 1989 die Mauer in Berlin fiel und die Grenze geöffnet wurde, die seit meiner Geburt einen Teil meines Lebens mitbestimmt hatte, glaubte ich an einen Fake in den Nachrichten. Es war trotz der deutlichen politischen Prozesse jenseits meines Vorstellungsvermögens, dass es zwischen den westlichen Staaten und dem Ostblock jemals zu einer Entspannung kommen könnte. Zu verhärtet, zu zementiert schien der Graben. Michail Gorbatschow war für mich ein Visionär, ein stiller, ein unspektakulärer Visionär. Ich empfand in dieser Zeit der Wandlung Hochachtung für ihn und im Nachhinein tiefe Dankbarkeit. Eine Reform wurde möglich, die für mich weit über das Politische hinausging. Sie ermöglichte eine Transformation von Denken und Fühlen, das über vier Jahrzehnte das Lebensgefühl der Deutschen in der Bundesrepublik und der DDR mitbestimmt hatte. Und sicher hat es in ihnen geschlummert, in diesen Deutschen, und gewartet – auf eine Zukunft ohne Trennung.«

Ute wurde von Kindheit an durch ihren familiären Hintergrund unmittelbar mit den Auswirkungen der Teilung Deutschlands konfrontiert und musste lernen, mit dem darin enthaltenen Schmerz umzugehen. Durch den Kontakt zu Verwandten und Freunden in der DDR konnte sie sich eigene Bilder machen. Johann erlebte dies ganz anders und erinnert aus dieser Zeit:

»Den Eisernen Vorhang habe ich stark wahrgenommen: als ob die Welt dort zu Ende geht. An der deutschen Grenze fing er an, es gab keine Verbindung zu den dahinter lebenden Menschen, auch nicht nach Polen und Russland. Da war nichts mehr, die Länder existierten nur als System. Das Gleichgewicht des Schreckens und die Existenz der Atomwaffen hatten eine enorme Macht. Das kommunistische System wurde mir als eine dunkle, das westliche System als eine lichte Macht vermittelt. In meiner Kindheit sprachen meine Eltern über andere Länder eher verächtlich. Die Botschaft war: Deutschland ist besser. Die Länder des Ostblocks wurden besonders stark abgewertet. Ich glaube, meine Eltern hatten Angst während des Kalten Krieges, und gleichzeitig hatten die politischen Krisen eine gewisse Faszination. Vielleicht hofften sie auf eine Möglichkeit, die Schande des verlorenen Krieges wiedergutzumachen?

Als ich erwachsen war, erlebte ich den Kalten Krieg nicht als konkrete militärische Bedrohung, eher die reine Existenz der Waffen. Als nach der Wende die Kasernen und die Zahl der stationierten Soldaten so schnell abgebaut wurden, kam mir das vor wie ein Wunder. Es war unvorstellbar für mich gewesen, diese reibungslose Ost-West-Öffnung. Bei der Friedensbewegung war für mich nur die Haltung des Westens wichtig. Welche Werte wurden hier vertreten? Der Ostblock – das waren keine Feinde für mich. Aus heutiger Sicht gab es allerdings ein großes Desinteresse an den Ostblockstaaten, nicht nur bei mir. Ich hätte nie den Wunsch gehabt, dorthin zu fahren. Auf eine Weise existierte selbst die DDR nicht. Wir hatten sie zwar direkt vor uns, in der Nähe meines Wohnortes verlief die Grenze, aber es war, als sei dort das Ende der Welt. Dadurch existierten auch die Menschen nicht wirklich, auch die anderen Deutschen nicht. Meine Eltern besaßen ein Foto von einem Haus am Stadtrand von Ostberlin, dort hatte mein Vater mit seinen Eltern gelebt. Es war unvorstellbar für mich, jemals dorthin zu kommen. Dennoch ging von dem Foto ein starkes Gefühl aus. Sie waren nach der Gründung der DDR in den Westen geflüchtet, waren verfolgt worden vom Staatssicherheitsdienst, hatten nachts Hausdurchsuchungen erlebt, Bedrohung …

Aber wir hatten keine Verwandten oder Freunde mehr in der DDR und fuhren nie dorthin. Das einzige Mal war ich in der DDR mit meiner Frau bei ihren Familienangehörigen. Das war schon Mitte der 80er-Jahre, der Aufbruch im Osten fing gerade an. Durch meine Frau lernte ich Menschen dort kennen – sie waren mir sehr sympathisch, auch ihre Art zu leben. Es gab eine Bescheidenheit und einen Zusammenhalt, das kannte ich so nicht aus dem Westen. Damals trugen viele Leute Buttons, wie wir sie auch kannten, ›Atomkraft? Nein Danke‹, oder ›Stell dir vor, es ist Krieg, und keiner geht hin‹. Auf den DDR-Buttons stand: ›I love Gorbi‹, einfach so. Durch Gorbatschow wurde für mich der Osten menschlich, er fing an, mich zu interessieren. Gorbatschow habe ich als wichtiger erlebt als jeden anderen Politiker auf der Welt in meinem Leben, er hatte meine volle Sympathie. Er ermöglichte grundlegende Veränderungen in der Welt. In Deutschland waren für mich vielleicht noch von Weizsäcker und Willy Brandt vergleichbar, Brandt beeindruckte mich mit seinem Kniefall am Mahnmal des Warschauer Gettos 1970. Es war der erste Moment, in dem Warschau aus dem Nebel der Nichtexistenz hinter dem Eisernen Vorhang in Existenz überging. Irgendwann entstand in mir der starke Wunsch, nach Auschwitz zu fahren, und diesen Wunsch habe ich auch weiterhin.

Udo Lindenberg mit seinem frechen Song ›Sonderzug nach Pankow‹ brachte mir die DDR nahe. Auch mit dem DDR-Liedermacher Wolf Biermann fühlte ich mich verbunden, nach seiner Ausbürgerung gab er in Köln ein Konzert. Das sind einzelne Spots.

Nach der Wende entstand eine größere Verbundenheit mit der Menschheit. Es begann mit einem Gefühl für Europa als Ganzes und es gab auch ein Gefühl für Russland. In meinem Leben jetzt spüre ich durch Aufenthalte in den neuen Bundesländern viel Sympathie für die Menschen aus der früheren DDR. Es gibt auch eine Anziehung aus Fremdheit, eine Neugier, das Interesse ist geweckt. Ich empfinde die Wiedervereinigung Deutschlands als einen unglaublichen Reichtum. Für mich tun sich Schätze auf seitdem.«

Wie die Menschen in der damaligen DDR ihre kriegstraumatisierten Eltern und die Situation des Kalten Krieges und der Teilung Deutschlands erlebten, zeigt im nachfolgenden Beispiel die Geschichte der 1968 geborenen Krankenschwester Susanne. Sie wuchs in Thüringen auf und zog nach der Wende in den Westen.

Psychologische Studien bezüglich der transgenerationalen Weitergabe traumatischer Erfahrungen des Zweiten Weltkriegs zeigen keine großen Unterschiede zwischen in der DDR und in der Bundesrepublik aufgewachsenen Menschen. Entscheidend dafür scheinen die Art und die Schwere der Traumatisierung der Elterngeneration zu sein. Wie die traumatischen Belastungen jedoch verarbeitet wurden und werden und wie sie sich heute noch zeigen, ist sicherlich sozialisationsbedingt verschieden. Die restriktiven und mit Angst arbeitenden Seiten des politischen Systems der DDR setzten auf psychischer Ebene Lebensbedingungen fort, die den schon vorhandenen emotionalen Rückzug als psychische Abwehrstrategie weiter notwendig machten und einen lebendigen Austausch zwischen den Menschen verhinderten. Zur politischen 68er-Befreiungsbewegung in der Bundesrepublik, die auch eine Aufarbeitung der NS-Zeit zum Ziel hatte, gab es in der DDR keine vergleichbare Parallele. In der Bundesrepublik war gleichzeitig die humanistische Bewegung aufgeblüht. Auch diese Kräfte der Transformation standen den Menschen in der DDR nicht zur Verfügung. So blieb der für eine psychische Verarbeitung der leidvollen Erfahrungen so nötige Raum eng begrenzt.

Das folgende Interview mit Susanne als in der DDR Aufgewachsene zeigt einige Ähnlichkeiten mit den Erfahrungen der anderen Interviewpartner, aber auch deutliche Unterschiede.

»Nie wieder werde ich einer Ideologie trauen, das ist sicher«

Susanne, geb. 1968, Krankenschwester aus Thüringen, erzählt

»Meine Eltern sind beide 1936 in Thüringen geboren und mein Vater erzählte manchmal eine für mich bewegende Geschichte vom Kriegsende: Als die amerikanischen Besatzungstruppen noch vor den russischen in seine Heimatstadt kamen, war er mit seiner gesamten Familie im Luftschutzkeller. Er als neunjähriger Junge bekam den Auftrag, mit einer schnell aus einem Laken gebastelten weißen Fahne nach draußen zu gehen. Er hatte Angst und er war stolz. Die Erwachsenen blieben im Keller, er ging hinaus – ich fand ihn sehr mutig.

Bezüglich meiner Mutter ist ihr kriegsbedingter kollektiver Hass auf die Russen von Bedeutung. Die Russen spielten bei uns in der DDR bis zur Wende 1989 eine große Rolle, sie waren das Brudervolk, sie waren die Freunde, die uns befreit hatten. Meine Mutter aber hatte als Kind erlebt, wie russische Besatzungssoldaten ins Haus eindrangen, sie nahmen alles mit, sogar ihre Unterwäsche, es wurde im Ort richtig geplündert. Die Russen gehörten zu den Siegern, sie fühlten sich im Recht, schließlich hatten auch die Deutschen in Russland unglaublich gewütet.

Bei uns zu Hause wurde eher von der Besatzungszeit und wenig von der Kriegszeit selbst erzählt. Zur NS-Zeit wurde ganz viel verschwiegen. Im Nachhinein erfuhr ich jedoch etwas über meinen Großvater mütterlicherseits, er war bei der SA gewesen, Aufseher in einem Arbeitslager. Er starb vier Wochen nach meiner Geburt, ich kenne ihn also nicht. Aber er gab mir noch etwas ›Nettes‹ mit auf den Lebensweg. Als meine Mutter mich ihm kurz nach meiner Geburt zeigte, zog er mir die Mütze vom Kopf, schaute mich an und sagte: ›Sie hat ganz viele Wirbel im Haar, sie wird mal ein ganz böser Mensch.‹ Es war wie ein Fluch – ich bekomme immer einen Angstschauer, wenn ich daran denke, er war doch mein Großvater! Ich erfuhr, dass in dem Arbeitslager während des Krieges viele osteuropäische Frauen zwangsinterniert gewesen waren, er holte sie sich nacheinander und vergewaltigte sie. Auch zu Hause, in der Familie, lebte er seine Machtposition aus, lange Zeit wurde das totgeschwiegen. Erst als sich meine Großeltern in den 70er-Jahren scheiden ließen, fand ich diese Geschichten in ihrem Scheidungsdokument.

Mein anderer Großvater kam aus dem Krieg nicht zurück, es gab allerdings nie eine Todesmeldung und er galt als vermisst. Mein Vater ging nach der Wende auf die Suche nach ihm. Es war ihm wichtig zu wissen, wo er begraben sein könnte, irrational hoffte er vielleicht, er könne noch am Leben sein, 45 Jahre nach Kriegsende! Über das Deutsche Rote Kreuz konnte er Nachforschungen anstellen, in der DDR hatte es diese Möglichkeit fast gar nicht gegeben. Ich half ihm dabei, wir fanden Adressen heraus, kamen dann aber nicht weiter. Für ihn und für mich war es eine aufwühlende und schmerzliche Angelegenheit, es brachte mich ihm auch nahe. Vieles bezüglich des Krieges blieb aber unter einem Verschwiegenheitsmantel. Er arbeitete in der DDR beim Staatssicherheitsdienst, auch davon durfte er nie etwas erzählen. So setzte er sein Schweigen fort. Ich habe dieses Bild von ihm: Er geht als Kind die weiße Fahne schwenkend hinaus, geht dann diesen Weg weiter, erst zur Transportpolizei und zur Kriminalpolizei und schließlich zur Staatssicherheit. Es passt zusammen.

Er war sehr parteitreu, meine Mutter machte da nicht mit, und das gab Probleme. Oft wurden Päckchen an die bedürftigen russischen Volksfreunde geschickt, sie regte sich sehr auf jedes Mal, wahrscheinlich kamen ihr dann die plündernden russischen Soldaten in Erinnerung, dorthin wollte sie nichts geben. Die verordnete Freundschaft mit der Sowjetunion war in unserer Familie durch die Geschichte meiner Mutter ein sehr stressbeladenes Thema. Der ganze Betrieb musste in der DDR im Kollektiv Deutsch-Sowjetische Freundschaft sein, es gab dafür begehrte Auszeichnungen. Meine Mutter war die Einzige ihres Kollektivs, die nicht mitmachte, sie hat einiges an Ärger bekommen. Vor dem Hintergrund ihrer Kriegserfahrung kann ich ihr Verhalten gut verstehen.

In der Schule wurde der Zweite Weltkrieg etwa ab 1976 Thema. Es gab die ersten Filme über den Holocaust. *Die Brücke* lief als Film in den Kinos. In der achten Klasse fuhren wir ins KZ Buchenwald, ein Pflichtgang für alle Schüler. Ich fand es nur schrecklich, niemand sprach mit uns darüber. Mir war es einfach zu viel, ich verweigerte als Jugendliche das Interesse daran. Erst jetzt kommt das Interesse wieder, es fühlt sich jetzt freier an und nicht mehr so einsam. Damals hätte ich weder in der Schule noch zu Hause sagen können, was ich wirklich denke.

Es fällt mir oft schwer, die Fehler und die Schuld der Deutschen wirklich zu realisieren. Bei Spielfilmen über diese Thematik, zum Beispiel *Schindlers Liste*[45] oder *Der Pianist*[46], kann ich die Wahrheit kaum aushalten. Dann fühle ich mich schwer, unglaublich wütend und ohnmächtig.

Vieles über diese Zeit liegt wie im Nebel, vieles habe ich wohl schon verdrängt. Über Marxismus und Leninismus konnte ich früher gut argumentieren, heute habe ich fast alles davon vergessen. Vielleicht ging es unseren Eltern so mit ihrer Kriegskindheit, dass sie schnell alles vergessen wollten. Bei mir war die DDR-Zeit vorbei, also wollte ich davon alles vergessen, aber im Unterschied zum Krieg war ja vieles bei uns auch gut. Nach der Wende gab es für mich und auch für andere aus der ehemaligen DDR eine ganz neue Form der Auseinandersetzung mit der NS-Zeit. Vieles war sehr anders vermittelt worden als anscheinend hier im Westen, ich wurde dafür noch einmal wach. Es hatte zwar viele Informationen gegeben, aber sie waren sehr ausgesucht und sie wurden in eine bestimmte Richtung gesteuert. ›Wir sind sauber und im Westen sind die Faschisten‹ war eine Grundhaltung. Die waren anscheinend alle in den Westen geflohen und der Faschismus hatte sich zum Kapitalismus gesteigert. So wurde uns eine merkwürdige Ost-West-Spaltung vermittelt. Sie suggerierte das Bild, als seien die Ostdeutschen in der Kriegsvergangenheit keine Täter gewesen, eine wunderbare Form der politisch erwünschten Vergangenheitsverleugnung. Wir DDR-Bürger waren die Guten und die anderen Deutschen in der Bundesrepublik die Bösen. Eigentlich wusste jeder, zumindest unsere Eltern- und Großelterngeneration, dass es so nicht stimmte, aber niemand konnte offen dazu Stellung beziehen. Mein eigener Großvater ist ein gutes Gegenbeispiel, er war Faschist, und davon gab es viele. Die da oben, die haben sich die Welt sehr einfach gemacht.

Den Kalten Krieg habe ich als Bedrohung erlebt, aber auch hier war der Westen der Feind und der Ostblock befand sich in der Verteidigung. Über die Schule gab es einmal im Jahr über zwei Wochen eine Art Überlebenstraining für einen atomaren Angriff, es fand in einem Waldgelände statt. Auch dort wurde das Feinbild massiv aufgebaut: Im Westen herrschte der marode Kapitalismus, den wir bekämpfen sollten. Bei uns zu Hause gab es kein Westfernsehen wie bei vielen anderen, so hatte ich nur die DDR-Fernsehnachrichten *Aktuelle Kamera* und die Tageszeitung *Neues Deutschland* als Informationsmöglichkeit, ich konnte nicht vergleichen. Ich war politisch interessiert, ich erinnere mich an ein Schulreferat zum Thema »Freiheit im Sozialismus – Freiheit im Kapitalismus«, für das ich ausgezeichnet wurde. Sie versuchten dann, mich als Agitatorin anzuwerben. Wir hatten übrigens auch unsere Friedensdemonstrationen, sie waren von der Schule oder der FDJ[47] organisiert, die weiße Taube war ein wichtiges Symbol, das wir vor uns her trugen. Wir mussten daran teilnehmen und sie wurden auch nie infrage gestellt. Für den Frieden zu sein war etwas Gutes.

Die Teilung Deutschlands hatte für mich etwas Selbstverständliches, auch darauf bezogen war Westdeutschland ein klarer Feind. In meiner Familie gab es keine Kontakte in den Westen, die Grenze war notwendig. Ich hatte zum Teil irrationale Ängste vor einer Maueröffnung, der sogenannte parasitäre Imperialismus hätte dann über uns kommen können. Durch die Grenze fühlte ich mich in unser Land eingebettet und beschützt, und die Teilung Deutschlands wurde von mir auf keine Weise als Schmerz empfunden. Auch meine Eltern vermittelten mir das nicht. Wir hatten Verwandte direkt an der Grenze innerhalb einer 5-Kilometer-Sperrzone mit Schlagbaum, wir durften sie nur mit Genehmigung einmal im Jahr besuchen. War ich dort, konnte ich über die Werra, den Grenzfluss, in die andere Hälfte des Dorfes auf der anderen Seite schauen. Für mich als Kind war es unheimlich. Es klingt absurd, aber ich war froh über den verminten Streifen am Flussufer.

Die Nachricht von der Grenzöffnung konnte ich erst nicht glauben, dann bekam ich heftige Angst, es nahm mir den Boden. Plötzlich gab es kein Feindbild mehr, keine Ordnung. Ich merkte schnell, wie verschoben mein Menschenbild über die Westdeutschen war. In der ersten Zeit konnte ich zum Beispiel im Westen nicht in ein Restaurant gehen. Ich wusste nicht, wie Leute dort essen, ich fühlte mich unbeholfen in einfachen, elementaren Dingen: Wie sitzen sie am Tisch, wie sind die Sitten, was soll ich anziehen – China hätte nicht fremder sein können. Sie waren einfach anders, sie waren nicht wie ich und ich passte dort nicht hinein. 40 Jahre existierte die DDR, 28 Jahre war die Grenze geschlossen, und es war eine fremde Welt geworden. Auch Freunde von mir erlebten das ähnlich. Ich bin trotzdem in den Westen gegangen, unter anderem, um Arbeit zu finden, oft fühlte ich mich subtil unwillkommen und abgewertet.

Die ersten Jahre nach der Wende sind wie Brückenjahre, wieder ist vieles vernebelt in meiner Erinnerung, vielleicht weil eine Welt zusammengebrochen war. Jetzt lebe ich gerne in diesem wiedervereinigten Deutschland, immer noch im Westteil. Aus dem Ganzen habe ich etwas Wichtiges gelernt: Nie wieder werde ich einer Ideologie trauen, das ist sicher.«

Wie können wir als Menschen transgenerational weitergegebene Belastungen verarbeiten? Welche Wege haben die heutigen Erwachsenen, mit den übermittelten seelischen Begrenzungen und Traumatisierungen umzugehen? Wie kann der Herkunftsfamilie und hier vor allem den jetzt alten Eltern begegnet werden? Diesen Fragen wird im nächsten Kapitel nachgegangen.

Wege aus transgenerationaler Traumatisierung – die Verleugnung der Seele überwinden

Aus der Tiefe meines Herzens
erhob sich ein Vogel
und flog
himmelwärts

höher und höher
schwang er sich empor
und wurde
zusehends größer

zuerst war er
so groß wie eine Schwalbe
dann
wie eine Lerche

später hatte er
die Größe eines Adlers
dann die einer Frühlingswolke
und schließlich
erfüllte er den gesamten Himmel

aus der Tiefe meines Herzens
flog ein Vogel

himmelwärts
je höher er flog
umso größer wurde er

doch er verließ
mein Herz nicht

Khalil Gibran[48]

In vielen hier wiedergegebenen Gesprächen mit Menschen aus kriegsbelasteten Familien sind Wege aus transgenerational übertragener Belastung angeklungen. Den seelischen Raum neu zu öffnen und zu gestalten, scheint wichtig zu sein. Sich selbst und andere mit einem erweiterten Bewusstsein über die auch kollektive Vergangenheit wahrzunehmen und zu verstehen, kann der Seele zu ihrem ursprünglichen Recht verhelfen und das einst verweigerte Antlitz rehabilitieren.

Zu unserem psychischen Erbe gehören die auf den ehemals preußischen Werten aufbauenden Leben zerstörenden Maxime des Nationalsozialismus und das Kriegsgeschehen selbst. Beides entwertete und begrenzte den seelischen Raum der Menschen.

Um die in unsere Gegenwart hineinwirkenden traumatischen Erfahrungen der Vergangenheit zu verarbeiten und sie in ein gesundes Selbstgefühl zu integrieren, braucht es einen von Verleugnung und Verschleierung befreiten, einen von Achtung und Wärme getragenen seelischen Raum. Nur dann kann es auf einer tiefen seelischen Ebene zu einem inneren Frieden kommen, der die Gegenwart zu befruchten und die Zukunft mit zu gestalten vermag.

Die Ermächtigung zum Fühlen

Während der Zeit des Zweiten Weltkriegs und des Nationalsozialismus dominierte eine psychische Dynamik von Machtausübung und Ohnmachtserleben. Die individuelle wie auch die kollektive Seele waren psychisch destruktiven Normen und Anforderungen massiv unterworfen. Die Macht der Herrschenden und der einfach nur auf der »richtigen Seite« Stehenden entschied über Wert und Unwert menschlichen Daseins. In den Familien und anderen Orten der Erziehung wie Schulen und Ausbildungslagern sorgten darüber hinaus traditionell patriarchalische und bindungsfeindliche Machtstrukturen für eine Unterordnung unter ein rigides und seelenfeindliches Lebensbild. Die Erfahrungen von Macht und Ohnmacht wurden oftmals verinnerlicht und wirken innerpsychisch durch die Über-Ich-Instanzen auf beide Generationen, auf die Generation der Kriegskinder und die in den 50er- und 60er-Jahren Geborenen. Auch übergeordnete gesellschaftliche Strukturen, zum Beispiel in der Arbeitswelt, sind davon geprägt. Diese die seelischen Prozesse der Menschen bestimmenden Machtstrukturen brauchen Bewusstheit. An ihre Stelle kann dann eine Selbstführung treten, die wachsam ist für alte und jetzt wirkende Dynamiken seelischer Entwertung und eine Ermächtigung zum Fühlen zu geben versteht. Der seelische Raum will einerseits zurückgeholt, andererseits mit gewachsenem Bewusstsein neu gestaltet werden.

Welche Werte kann ich selbst ins Leben bringen? Was braucht meine Seele? Gibt es alte, unbewusste Aufträge aus der Herkunftsfamilie, die mich binden? Was braucht einen Platz in mir, einen Hort der Geborgenheit? Was bringt mich weg von mir und was führt mich hin zu mir? Kann ich anderen kommunizieren, was mich wirklich bewegt? Kann ich lernen, das Hier und Jetzt wahrzunehmen? Diese Fragen zu stellen sind wichtige Schritte in der emotionalen Selbstführung. Welche Werte hatte und hat die Herkunftsfamilie? Kann ich diese Werte auf den inneren Prüfstand stellen, einige ablehnen und andere annehmen? Was habe ich gelernt von der Eltern- und Großelterngeneration? Angesichts einer kriegs- oder nationalsozialistisch belasteten Familienbiografie ist das manchmal sicher schwer zu beantworten, für einen Frieden mit der Vergangenheit kann es jedoch bedeutsam sein. »Es sind Werte entstanden – und wir halten zusammen«, sagt Sebastian zum Beispiel im Interview. Und Corinna ergänzt: »Mit wenig auszukommen habe ich von meinem Vater gelernt, und dafür bin ich auch dankbar.«

Die familiäre Vergangenheit zu reflektieren heißt auch, ihre Stärken und Schwächen, ihre zu beendenden und ihre zu bewahrenden Aspekte wahrzunehmen. Dadurch kann eine von verinnerlichten Machtstrukturen befreite Selbstverantwortung für den Umgang mit sich selbst und mit anderen entstehen. Es braucht dafür auch Kontakt und Inspiration. Was spricht mich an, welche Menschen erreichen durch welche Lebenswerte die Tiefe meiner Seele? Wo kann ich Begleitung finden? Immer wieder zu spüren, was ist, und den eigenen Gefühlen zuzuhören, lässt die Identität wachsen. Andere darin wahrzunehmen schafft Verbindung.

Das Verstehen von Zusammenhängen

»Hinter jedem Menschen steht eine Geschichte«, sagt Franka im Interview. Als Individuum habe ich eine Geschichte, wir als Familie haben eine Geschichte, die jeweilige Generation als Kollektiv hat eine Geschichte und auch die Geschichte der Nation möchte erkannt werden. Als Menschen reagieren wir auf die im Laufe unseres Lebens gemachten Erfahrungen, sie prägen unser Denken, Fühlen und Handeln. Unsere Träume, unsere Ängste und unsere Hoffnungen werden davon mitbestimmt. Ein wesentlicher Grundgedanke der Tiefenpsychologie besagt, dass auch vergangene Erfahrungen in uns gespeichert und dadurch lebendig sind. Sie bilden den psychischen Hintergrund, vor dem wir die Gegenwart gestalten – und das jeden Moment. So wie ein Bühnenbild in einem Theater auf das Schauspiel selbst wirkt und ihm seine Färbung gibt. Die Seele mit ihrem inneren Bühnenbild braucht unser Interesse – nur damit können wir unser Fühlen, Denken und Handeln und das von anderen Menschen mit dem jeweiligen Erfahrungshintergrund verbinden. Auch die Genese psychischer Störungen kann auf diese Weise verstanden werden.

Woher kommen wir? Worin wurzeln bedrängende Gefühle wie Ängste oder seelischer Schmerz, wenn es keinen offensichtlichen Anlass im Hier und Jetzt gibt? Woraus entspringen Freude und Lebenskraft, manchmal überraschend und unerwartet? Zusammenhänge zu verstehen hilft erstaunlicherweise, aus belastenden Gefühlszuständen herauszufinden und positive zu bestärken. Sie bekommen eine Einbettung und eine Sprache, die mitgeteilt werden kann. Sie erhalten einen Sinn und das gibt Halt. Hat eine im Moment gefühlte Angst zum Beispiel keinen äußeren Anlass, wird ihr oftmals keine Berechtigung gegeben. Die Frage nach dem Hintergrund aus einer vielleicht ganz anderen Zeit aber kann ein Verständnis ermöglichen. So entsteht Anerkennung, und die Seele erhält ihr Recht zu sein. Erst dadurch kann sich zum Beispiel Angst beruhigen, kann Schmerz Linderung erfahren. Werden Gefühle aufgrund von vergangenen Erfahrungen in uns wachgerufen, können sie die gleiche Intensität haben wie Gefühlsreaktionen in aktuellen Situationen. Der Seele ist es sozusagen egal, ob eine Bedrohung oder eine Verletzung 30 Jahre zurückliegt und gerade erinnert wird oder ob sie jetzt stattfindet. Das macht den Umgang damit oft so schwer. Das Verstehen von Zusammenhängen schafft eine Ordnung im Zeitgefüge. Was war früher? Was ist jetzt? Die Zeiten können differenziert werden und jede bekommt die benötigte Aufmerksamkeit.

Das Wissen um solche psychischen Dynamiken ist von immenser Bedeutung für viele Lebensbereiche, in individuellen wie in kollektiven Prozessen. Warum reagieren manche Nationen bei diplomatischen Verhandlungen auf bestimmte Weise und anders als andere Nationen? Wie lassen sich jahrzehntelange Feindschaften oder auch Freundschaften zwischen einzelnen Völkern verstehen?

Waren einzelne Menschen oder Kollektive in ihrer Geschichte von Traumatisierung betroffen, ist das Verständnis für Zusammenhänge besonders wichtig. Nehmen wir das Wissen aus der Traumaforschung und die Erkenntnisse über Langzeitfolgen auch in die nächsten Generationen wirklich ernst, können sich unser Bewusstsein und unser Menschenbild in eine konstruktive Richtung verändern. Wir sind dann in der Lage, die Entwicklung von Menschen und von Kollektiven auf einer tieferen Ebene zu verstehen und ihnen Raum zu geben, ohne in vorschnelle Deutungen, Spaltungen oder Abwertungen zu geraten. Ein prägnantes Beispiel aus der internationalen Politik sind dafür die unendlich erscheinenden Friedensbemühungen im Nahen Osten.

Das Interesse an Zusammenhängen schafft Raum: Raum zum Hinschauen, zum Nachfragen und Zuhören, Raum, um in Ruhe Antworten zu finden, Raum für Zeit und Geduld. Interesse an Zusammenhängen lädt die Seele ein, sich aus ihren Rückzugsorten herauszutrauen. Die vor Verletzungen und Erinnerungen schützenden und oft neues seelisches Leid produzierenden

Überlebensstrategien können erst dann verstanden und transformiert werden.

Der 75-jährige Peter hatte im letzten Jahr einen besonderen Weihnachtswunsch an seine drei Kinder, und er fragte mich, ob ein solcher Wunsch wohl berechtigt sei. Er wünschte sich eine Stunde der Aufmerksamkeit von ihnen, um in Ruhe einmal von seiner Kriegskindheit und Jugend erzählen zu können – ohne Zwischenfragen, ohne Kommentare, ohne Bewertung. Er suchte einen Raum für seine Seele in seiner Familie – sein Weihnachtswunsch. Wie ich später hörte, fand diese Stunde in der Woche nach Weihnachten statt und auch die erwachsenen Kinder empfanden diese Form der Begegnung mit ihrem alten Vater als nachträgliches Geschenk.

Alte Eltern heute

Nicht immer glücken solche Stunden mit den heute alten Eltern. Oft empfinden die in den 50er- und 60er-Jahren Geborenen es auch als schwierige Aufgabe, mit den Kontaktbedürfnissen und der Kontaktabwehr ihrer alten Eltern umzugehen. Sie ringen um eine Balance zwischen angemessener Versorgung und benötigter Abgrenzung. Es gibt nicht nur sogenannte Rabeneltern, es gibt auch Rabensöhne und Rabentöchter – erwachsene Kinder, die das Gefühl haben, ihre alten Eltern im Stich zu lassen, oder die aufgrund der familiären Dynamiken sich von den Eltern zurückziehen müssen. Das sorgt für neue Schuldgefühle. Im Unterschied zur beschriebenen Parentifizierung, der Umkehr der Eltern-Kind-Rollen, ist es eine normale Aufgabe der mittleren Generation, für die alten Eltern in bestimmten Bereichen zu sorgen. Erwachsene Kinder kann es froh machen, wenn die alten

Eltern ihre angebotene Fürsorge auch annehmen. Viele Eltern der Kriegskinder-Generation haben es jedoch nicht gelernt, Hilfe anzunehmen, und manche verhindern systematisch die Versuche der Kinder, sie zu unterstützen. Dadurch kann eine permanent sich wiederholende Dynamik von Hilfe brauchen, Hilfe anbieten und Hilfe verweigern entstehen. Waren die jetzt erwachsenen Kinder früher schon parentifiziert oder selbst emotional vernachlässigt, wird die familiäre Dynamik oft wieder reaktiviert und führt zu aktuellem psychischem Leid bei allen Beteiligten. Manche innerfamiliären Kriege sind auch heute noch nicht beendet und die Kinder sind weiter destruktiven elterlichen Verhaltensweisen ausgesetzt.

Die 49-jährige Architektin Maren sagt dazu: »Meine Mutter ist 81 und ich bin nicht in der Lage, ihr zu helfen. Ich habe ihre tiefen Depressionen miterlebt in meiner Jugendzeit, alles für sie getan, um sie zu stützen. Immer wieder glitt sie in abgrundtiefe Verzweiflung. Wenn ich heute ihre Einsamkeit sehe und ihre Hilflosigkeit, wird das wieder präsent. So wie sie mir keine wirkliche Mutter sein konnte, kann ich auch für sie jetzt nicht da sein. Und es fällt mir schwer, sie körperlich zu berühren, ihr zum Beispiel beim Waschen und Anziehen zu helfen. Vielleicht erlebe ich etwas, was auch sie gefühlt hat, als ich klein war und ich ihre Nähe gebraucht hätte, eine Art innere Distanz. Einen Ausweg weiß ich nicht aus diesem Dilemma.«

Die 53-jährige Margarete hat einen Weg gefunden, sich von Schuldgefühlen zu befreien, leidet aber letztlich doch unter ihrer eigenen Härte: »Ich habe innerlich abgeschlossen mit meinen Eltern, es ist unmöglich für mich, mich um sie zu kümmern. Es ist zu viel passiert in meiner Kindheit, zu viel Gewalt, zu viel Verlassenheit. Wenn ich nur ihr Haus betrete, gerate ich schon in Aufruhr. Meinen wesentlich jüngeren Schwestern geht es zum Glück anders, sie sind dickfelliger als ich. Wir haben ein stillschweigendes Abkommen, es entlässt mich aus dem Generationenvertrag. Manchmal macht mich meine eigene Härte sehr traurig und ich würde gerne eine ganz normale Tochter sein, die sich ganz normal um ihre alten Eltern zu kümmern vermag – aber dazu hätte ich wohl eine ganz normale Familie gebraucht.«

Der 52-jährige Tischler Thomas betont einen anderen Aspekt: »Das Schwierigste für mich mit meinen alten Eltern ist meine Ohnmacht in meinem Wunsch, ihnen zu helfen. Meine 77-jährige Mutter klagt oft über ihre Einsamkeit, sie wohnt allein. Wenn ich dann aber komme und ihr Gesellschaft leisten will, will sie lieber ihre Ruhe haben. Laden wir sie ein, einen Nachmittag mit den Enkelkindern zu verbringen, lehnt sie fast immer ab. Es kann passieren, dass sie am gleichen Abend noch anruft und sich bitter darüber beklagt, dass sich niemand um sie kümmert. Es ist schon seit Jahren schwer für mich, damit umzugehen, ich schwanke zwischen Schuldgefühlen und Wut, ich kann es nie richtig machen. Selten, viel zu selten kann ich ihr als erwachsener Sohn einfach etwas geben und sie erkennt es an – dann aber haben wir einen Moment des gemeinsamen Friedens.«

Die 53-jährige Sonja hat gerade ihre alten Eltern zwei Monate bei sich zu Hause gepflegt, bevor sie in ein Pflegeheim in ihrer Nähe kamen: »Sie sind so zart und meine Mutter ist so unendlich dankbar. Sie hat ihre Bosheit verloren, die sie ihr Leben lang mir gegenüber gelebt hat. Ich bin dankbar dafür, dass diese Entwicklung zwischen uns noch stattfinden kann.«

Psychische Abwehr gegen belastende Erfahrungen kann mit zunehmendem Alter durchlässiger werden. Heute alte Menschen sind dadurch vermehrt ihren bis jetzt mehr oder weniger gut abgewehrten belastenden Kriegserfahrungen durch wieder aufbrechende Erinnerungen ausgesetzt. Franka sagt im Interview über ihren Vater: »Er hat in letzter Zeit Albträume. Wenn er sich hinlegt, kommen Kriegserinnerungen. Und er hat Angstzustände, er bringt sie selbst mit dem Krieg in Zusammenhang.« Hier besteht vielleicht eine Chance, mit dem heutigen Wissen über therapeutische Wege kriegsbelasteten alten Menschen den oft benötigten seelischen Raum noch zu geben und auch ihren Familienangehörigen damit zu helfen. Wieweit solche Angebote angenommen werden können, ist dabei eine andere Frage. Erfolgreiche Bücher über die Kriegskinder wie zum Beispiel *Die vergessene Generation* und *Die deutsche Krankheit – German Angst* von Sabine Bode[49], *Kriegskinder* von Hilke Lorenz oder *Geboren im Krieg* von Ludwig Janus und die in den letzten Jahren stattfindenden Kongresse zu dieser Thematik, vor allem durch die Initiative von Professor Ermann[50], zeigen den anscheinend wirklich vorhandenen seelischen Bedarf.

Frieden mit der familiären Vergangenheit, Frieden mit sich selbst

Eine Aufgabe der Generation der in den 50er- und 60er-Jahren Geborenen liegt in der bewussten Anerkennung der Auswirkungen transgenerational weitergegebener Kriegserfahrungen. Die familiäre Belastung zu sehen und sich möglichst wenig in die Dynamik verstricken zu lassen, ist nicht einfach. Verstrickungen zu lösen bedeutet unter anderem:

- sich für die Familiengeschichte zu interessieren und sie insbesondere in ihrer seelischen Dimension zu erfassen,
- die Verstörung der Elterngeneration in ihren verschiedenen Ausdrucksformen biografisch einzuordnen,

- seelische Verletzung der Eltern wahrzunehmen und anzunehmen, ohne sie heilen zu müssen,
- sich aus einer Schuldübernahme für das seelische Leid der Elterngeneration zu entlassen,
- nach Wegen stimmiger emotionaler Zuwendung und Versorgung für die heute alten Eltern zu suchen,
- Interesse und Verständnis für sich selbst und für andere zu entwickeln bezüglich der transgenerationalen Folgen von Kriegserfahrungen,
- damit in Zusammenhang stehende unbewusst bindende Familienaufträge zu erkennen und zurückzuweisen,
- kollektive Schuldgefühle bezüglich der nationalsozialistischen Vergangenheit politisch und psychologisch einzuordnen und vor diesem Hintergrund zu verstehen,
- Gefährten und Gefährtinnen zu suchen, mit denen das kollektive Leid geteilt und kollektive Transformationskräfte freigesetzt werden können,
- mit anderen und mit sich selbst Heilungswege für den eigenen und den kollektiven seelischen Mangel zu gehen,
- mit anderen und mit sich selbst Heilungsräume zu gestalten, in denen die Sehnsucht nach Würdigung der Seele gestillt werden kann,
- soziale und politische Verantwortung zu übernehmen, die den eigenen Kernfähigkeiten entspricht.

Die Kraft und die Zartheit der eigenen und der Seele anderer immer wieder bewusst wahrzunehmen und zu achten, kann eine die Seelenverleugnung aufhebende Transformation der nationalsozialistischen Paradigmen und der seelischen Kriegsgesetze initiieren.

Eine auf einem Kongress der Akademie Heiligenfeld gestellte und von mir für mein therapeutisches Anliegen veränderte therapeutische Frage kann Annäherungen an die familiäre seelische Vergangenheit schaffen:

»Wenn die dunkle Seite meiner Herkunftsfamilie, ihre Verluste, ihre Traumatisierungen, eine Landschaft wäre, was für eine Landschaft könnte das sein? Wie sähe sie aus, wie wäre ihre Atmosphäre? Welche Kraft in mir und welche Kraft der jetzigen Welt braucht es, um diese Schattenlandschaft als Teil meiner Biografie anzunehmen? Welche Kraft braucht es, sie zu betrauern, ihr Mitgefühl und Trost zu spenden, ihre Macht über meine Seele zu verringern und sie neu zu besiedeln?«

Für Trauer braucht es Gemeinschaft und Orte der Begegnung und mehr als jedes andere Gefühl braucht Trauer einen Halt gebenden Kontakt zu anderen Menschen. Angst zum Beispiel benötigt vor allem Sicherheit, um sich beruhigen zu können, Trauer aber braucht Trost als elementare emotionale Antwort. Trost können wir uns nicht allein geben, eine empathische menschliche Zuwendung ist dafür essenziell. In allen Kulturen gibt es Rituale der Trauer, in denen Menschen zusammenkommen, um sich gegenseitig oder einzelnen Trost zu spenden. Auch darüber erhält die Seele ihre Anerkennung und ihr Recht zu sein.

Realisieren wir das durch den Zweiten Weltkrieg und den Nationalsozialismus verursachte immense seelische Leid, liegt neben Gefühlen von Entsetzen und Wut das Trauern nahe. Für die in den 50er- und 60er-Jahren Geborenen geht es um Trauer um die eigene Familiengeschichte, eine Trauer, die die vorherigen Generationen sich aufgrund ihrer psychischen Lebensbedingungen oft nicht erlauben konnten. In so gut wie jeder Geschichte der hier in diesem Buch wiedergegebenen Gespräche sind ausreichend Gründe für Trauer zu erahnen. Dafür hat unsere Gesellschaft jedoch keine Rituale. Und die mittlere Generation erlebte in ihren Herkunftsfamilien keine Vorbilder, an denen sie sich hätte orientieren können. Ihr wurde darüber hinaus in der Erziehung der 50er- und 60er-Jahre der Zugang zu den eigenen Gefühlen und das Recht auf seelischen Ausdruck erschwert. Es war und ist für die 50er- und 60er-Jahre-Geborenen eine Aufgabe, einen seelischen Raum ohne Bewertung zu öffnen. Erst wenn das über Generationen wirkende innere Leid wirklich anerkannt wird, ist es einer bewussten Verarbeitung auch zugänglich. Die Wege dafür baute und baut die Generation der in den 50er- und 60er-Jahren Geborenen aus eigener Kraft mit nur wenig generationsübergreifenden inneren Ressourcen. Aber es gab und gibt genügend Gleichgesinnte, die eine andere Zukunft bauen wollen. Die Kraft von Gemeinschaft konnte und kann neu besetzt werden. Ihre während des Nationalsozialismus gelebte destruktive Form ist dieser Generation im Gegensatz zu den Eltern und Großeltern aus dem eigenen Erleben unbekannt.

Lange Zeit gab es kein öffentliches Bewusstsein über die seelischen Folgen des Kriegsgeschehens in Deutschland. Die Psychologie und andere Sozialwissenschaften nahmen im Zuge der Traumaforschung diese Thematik auf. Die individuelle Bearbeitung von familiären Hintergründen in einer Psychotherapie wurde erst Ende der 70er-Jahre gesellschaftsfähig. Sie erreichte auch Menschen, die nicht als psychisch krank im herkömmlichen psychiatrischen Sinne galten und sich nicht als solche empfanden. Psychotherapie wurde ein Raum für seelische Entwicklung und eröffnete einen Weg, der für die Elterngeneration meist nicht begehbar war. Sie gab sich auch einen sozialpolitischen Auftrag, der im Zusammenhang mit der 68er-Studentenbewegung und der Frauenemanzipationsbewegung stand. Diese »Revolutionen von innen« befruchteten sich gegenseitig. »Wenn du etwas ändern willst, fang bei dir selbst an«, diese Besinnung auf die eigene Seele war neu, wurde aber von einer Generation angenommen, die sich gegen die kollektive Depression der Nachkriegszeit zur Wehr zu setzen versuchte. Soziale Experimente wie die Kommunenbewegung, die Kinderläden, die Politisierung in den Schulen und den zumindest evangelischen Kirchengemeinden, das Ausprobieren freier Sexualität in Partnerschaften und die Homosexuellenbewegung kreierten ein Klima, das langsam der Seele der Menschen ihr Recht auf Anerkennung zu geben versprach. Die Sehnsucht nach seelischem Sein fand endlich leise und auch laute Stimmen. Psychologische Literatur bekam Zugang in die Bevölkerung, zumindest in die damals junge Generation, die jede geistige Unterstützung dringend brauchte. Die Bücher von Alice Miller[51] und von Alexander und Margarete Mitscherlich[52] zum Beispiel trugen mit zu einer Veränderung des Bewusstseins bei. In Erzählform verarbeitete gesellschaftspsychologische Themen wie *Schattenmund* von Marie Cardinal zur Thematik des innerfamiliären sexuellen Missbrauchs oder *Die Konsequenz* von Alexander Ziegler zum seelischen Leid der Homosexuellen benannten endlich offen wichtige leidvolle Erfahrungen.

So wie es eine immense Leistung der Elterngeneration war, ein in Trümmern liegendes Land wieder aufzubauen und eine leistungsstarke Wirtschaft zum Leben zu bringen, ist es eine psychische Leistung der Folgegeneration, dem seelischen Leben zu seinem Recht zu verhelfen. Sie ist oft nicht bewusst, braucht jedoch Wertschätzung im Kontext der Generationenfolge. Anerkennung dafür zu geben und den psychischen Hintergrund dazu wahr- und ernst zu nehmen, bringt alle an diesem Bewusstseinsprozess Beteiligten in eine Suche und ein Ringen mit der Vergangenheit. In der Tiefe steht an dieser Stelle jeder auch für sich. Und es braucht Weggefährten, diese Transformationsaufgabe zu erfüllen und nicht aufgrund letztlich oft kriegsbedingter innerer

Einsamkeit daran zu verzweifeln. Helfen kann dabei, die Seele als einen offenen Raum wahrzunehmen, den wir mit eben dieser Offenheit auch betreten sollten. Wir brauchen als Menschen eine seelische und geistige Heimat, in der wir uns verwurzeln können. Aufgrund der speziellen deutschen Geschichte steht sie uns aus der Generationenfolge heraus nicht einfach zur Verfügung. Um eine solche Heimat neu zu kreieren, brauchen wir Zugang zu unserer verschütteten seelischen Sehnsucht. Besonders individuelle und kollektive Schattenerfahrungen benötigen dabei einen Ort der Begegnung und des mitmenschlichen Austauschs. Seelisches Wachstum als ein Lebensprinzip mit einem ganz eigenen Rhythmus, einer eigenen Zeit und der Notwendigkeit von Unterstützung anzuerkennen, kann zu einem nichts mehr verschleiernden Frieden mit der Vergangenheit, zu einem friedvollen Sein mit sich selbst und anderen und zu einem Frieden in unserer Kultur beitragen.

Ausblick: Die nächste Generation

Die heutigen Jugendlichen und jungen Erwachsenen, die nächste Generation, haben im Vergleich zu den in den 50er- und 60er-Jahren Geborenen keine durch Krieg primär traumatisierten Eltern mehr. Unter anderem deshalb haben sie andere psychische Entwicklungsbedingungen vorgefunden. Sie erleben keinen Kalten Krieg mit einer europäischen Spaltung und sie wuchsen und wachsen in einem wiedervereinigten Deutschland auf. Doch auch sie sind wahrscheinlich noch von der kollektiven Traumatisierung des Zweiten Weltkriegs betroffen, werden unbewusste Aufträge von Eltern und Großeltern aufgenommen haben und leben in einer von den emotionalen Folgen der Kriegsbelastung noch geprägten Gesellschaft. Auch sie werden sich damit auseinandersetzen.

In der Psychotherapie mit Jugendlichen und jungen Erwachsenen zeigen sich die Spuren der psychischen Bewältigungsmuster ihrer teilweise noch immer nach seelischer Befreiung und Identität suchenden Eltern. Besonders die beschriebenen Dynamiken in Bezug auf Ersatzbefriedigung durch Außenobjekte, auf Status und gewinnbringende Vermarktung seelischer Bedürfnisse wirken durch ihr unbegrenztes Angebot auf die junge Generation. Die von der vorherigen Generation geerbte Bedeutung und psychische Macht von Geld scheint sich noch einmal zu steigern und führt in einem uralten Thema zu wieder neuen Spaltungen zwischen Arm und Reich, zwischen sozialen Gewinnern und Verlierern. Dadurch kommt es erneut zu Ausgrenzung und Selbstwertverlust. Auf dieser Ebene zu funktionieren, um dazuzugehören und einen Platz im Leben zu finden, schafft einen vorher so nicht beobachtbar gewesenen psychischen Druck, vor dem schon 20-Jährige innerlich kapitulieren.

Die bei den vorherigen Generationen spürbare Einschränkung der seelischen Lebendigkeit scheint sich in eine fast gegenläufige Bewegung zu verändern, in eine Enttabuisierung des Fühlens. Das kann auch als Kompensation verstanden werden. Besonders in den von der jungen Generation viel genutzten öffentlichen Medien wie Fernsehen und Internet hat die berechtigte Intimität der Seele keinen Schutz mehr, vor allem nicht in Verbindung mit kommerziellen Interessen. Im Umgang mit Sexualität ist dies gut zu sehen, aber auch in anderen psychischen Bereichen besteht für junge Menschen ein Anpassungsdruck an neue Normen einer suggerierten, diesmal grenzenlosen seelischen Freiheit.

Die Jugendlichen, die zum Beispiel eine als Norm gesetzte sexuelle Attraktivität nicht erfüllen können oder denen bestimmte Statussymbole verwehrt bleiben, verlieren leicht die Zugehörigkeit zu ihrer Peergroup und geraten in Einsamkeit und Isolation. Dies unterscheidet sie von der Elterngeneration, die Einsamkeit eher in ihren Familien und Zugehörigkeit in der Gruppe der Gleichaltrigen fand. In den Familien allerdings ist die junge Generation auch neuen Belastungen ausgesetzt, zum Beispiel durch die hohe Trennungsrate ihrer Eltern. In Hamburg beispielsweise lebt jedes zweite Grundschulkind nicht mehr mit beiden Eltern zusammen, wodurch neue Formen familiärer Einsamkeit und neue Gefahren zu starker emotioneller Besetzung der Kinder durch den verbleibenden Elternteil entstehen. Ein 15-Jähriger sagte kürzlich zu mir: »Ich bin in meiner Klasse ein echter Alien, ich habe kein Handy und meine Eltern sind noch zusammen.« Junge Erwachsene bleiben heute im Schnitt bis zum Alter von 25 zu Hause wohnen, sehr viel länger als ihre Eltern in ihrer Jugendzeit.

Die Globalisierung der Kommunikation scheint für die Frage der sozialen Einsamkeit eine Antwort zu geben – einerseits ermöglicht sie in vorher nie da gewesener Weise Kontakte zu Menschen nach überall hin, andererseits werden Scheinbindungen installiert, die seelische Leere bei gleichzeitig viel Kontakt hinterlassen können. Internetportale und Chatrooms bieten Hunderte von Kontaktmöglichkeiten, aber auch eine Beliebigkeit in der Beziehungsgestaltung, die eine wirkliche Bindungssuche nicht zu beantworten vermag.

Die Globalisierung hat jedoch auch dazu beigetragen, dass heutige junge Menschen sich in ebenfalls vorher nie da gewesener Weise als Weltenbürger erleben können und ihnen ihre soziale Verantwortung für die Welt dadurch bewusster und besser gestaltbar ist. Und sie erleben andere Aufgaben durch andere kollektive Bedrohungen als ihre Eltern, die sie diesmal mit diesen gemeinsam und unter einer lebenszugewandten Führung vielleicht bewältigen werden.

Die in den 50er- und 60er-Jahren geborenen Eltern haben ihre Kinder mit einem weiterentwickelten Bewusstsein über die Bedeutung von sicheren Bindungen und der Anerkennung kindlicher Bedürfnisse ins Leben begleitet und viele von ihnen wollten und wollen es besonders gut und anders, als sie es selbst erlebten, machen. Die 1959 geborene Erzieherin Miriam aus dem ersten Interview sagt abschließend dazu:

»Ich habe Kinder, sie sind 17 und 19 Jahre alt, und ich frage mich, ob sie in irgendeiner Weise noch betroffen sind von der

Kriegsbelastung meiner Eltern und Großeltern. Ich befürchte, dass sie auf eine subtile Art und Weise durch mein Verhalten doch davon geprägt wurden, ich kann es nicht durchschauen. Die Vorstellung, mit ihnen über die Familienvergangenheit zu reden, ist schwierig. Manchmal sage ich etwas, aber ich habe das Gefühl, es interessiert sie nicht, mit 17 und 19 ist das vielleicht so. Ihre Großmutter, meine Mutter, erzählt ihnen manchmal etwas, aber oft entsteht dann eine Schwere zwischen uns. Ich bin da ambivalent, wieweit ich eingreifen soll, ich möchte meine Kinder nicht beschweren.

Auf der anderen Seite denke ich: Sie nehmen vieles so leicht. Es ist eine Spaßgeneration, die alles hat und alles bekommt. Die Belastung, die ich als Kind hatte, gibt es bei ihnen nicht, und ich wünsche sie ihnen auch nicht. Manchmal denke ich, vieles falsch gemacht zu haben, ich hielt sie lange bewusst fern von Nachrichten, von Zeitungen, es sollte eine heile Welt bleiben. Ich dachte lange: Sie sollen einfach spielen und groß werden und Spaß haben.

Als meine Tochter Spielfilme über den Zweiten Weltkrieg sehen wollte, zum Beispiel *Der Pianist* von Polanski oder *Der Untergang* über die letzten Tage Hitlers, war ich erst dagegen, ich fand sie zu jung dafür, dabei war sie schon 15 und es interessierte sie! Ich wollte sie schützen, aber eigentlich wollte ich wohl meine eigene Seele schützen. Wir haben die Filme dann doch gemeinsam gesehen, ich wollte sie auf keinen Fall damit allein lassen, wie ich selbst es in meiner Jugendzeit erlebt hatte.

Vielleicht kommen irgendwann von den Kindern Fragen über unsere familiäre Vergangenheit und ich hoffe, ich bin dann offen dafür. Und vielleicht können wir dann gemeinsam an einer Zukunft bauen, die für jeden unserer drei Generationen lebenswert ist.«

Ausklang

Gott spricht zu jedem
ehe er ihn macht
dann geht er schweigend
mit ihm aus der Nacht.

Aber die Worte
eh jenes beginnt
diese wolkigen Worte sind:

»Von Deinen Sinnen hinaus gesandt
geh bis an Deiner Sehnsucht Rand
gib mir Gewand.

Hinter den Dingen lass wachsen das Band
dass ihre Schatten ausgespannt
immer mich ganz bedecken.

Lass alles Dir geschehn
Schönheit und Schrecken
man muss nur gehn
kein Gefühl ist das Fernste.

Lass Dich von mir nicht trennen.
Nah ist das Land
das sie das Leben nennen.

Du wirst es erkennen an seinem Ernste
gib mir die Hand.

Rainer Maria Rilke[53]

Dieses Buch sollte helfen, Verständnis für sich selbst und andere Menschen zu gewinnen. Psychisches Leid, eigene Grenzen und Unmöglichkeiten und die anderer brauchen manchmal eine Einordnung in größere Zusammenhänge, wie es bei der transgenerationalen Weitergabe unseres psychologischen Erbes des Zweiten Weltkriegs und des Nationalsozialismus der Fall ist.

Alle Ausführungen stützen sich auf Beobachtungen aus 25-jähriger psychotherapeutischer Praxis, auf die geführten Interviews, auf Gespräche mit Kollegen und Kolleginnen und auf Erkenntnisse anderer psychotherapeutisch, soziologisch oder historisch tätiger Autoren und Autorinnen. Die Berichte der zu Wort Gekommenen bilden etwas ab, was sicherlich nicht alle, aber einen Ausschnitt der Bevölkerung betrifft. Manche Menschen mögen sich hierin wiedererkennen und verstanden fühlen. Ihnen weiterzuhelfen war ein Anliegen des Buches. Andere, die sich in den Aussagen nicht wiederfinden konnten und ganz andere Erfahrungen in sich tragen, werden vielleicht einen erweiterten Blick für Partner, Freunde oder ihre alten Eltern entwickeln. Alle jedoch möchte ich zum Dialog über die angesprochenen Themen ermutigen.

Aus Gründen des Personenschutzes sind identifikatorische

Daten derjenigen, die in diesem Buch von sich sprechen, verändert worden. Sie haben die Erlaubnis gegeben, auf diese Weise von ihrer Geschichte zu erzählen. Dafür und für die Momente der Begegnung danke ich ihnen sehr.

Ein-Blick von außen – ein Nachwort von Anna Gamma

Vorbemerkung von Bettina Alberti

Über meinen Kontakt zum Lassalle-Institut in der Schweiz bat ich dessen Leiterin Dr. Anna Gamma, ein Nachwort aus einer europäischen Außenperspektive auf Deutschland zu schreiben. Das Lassalle-Institut richtet sich mit seiner Arbeit an Führungskräfte in Wirtschaft, Politik und anderen Bereichen der Gesellschaft mit dem Schwerpunkt einer Ethik aus ganzheitlichem Bewusstsein. Durch Seminare, Vorträge Coaching, Unternehmensberatung und Forschung fördert es eine ethisch getragene Wertekultur. Insbesondere ist das Lassalle-Institut als NGO (Non Governmental Organization) an der UNO in New York mit einem eigenen Friedensprojekt »Jerusalem – offene Stadt für das Erlernen des Friedens in der Welt« tätig.

Vor dem Hintergrund ihrer friedenspolitischen Aktivitäten gibt Anna Gamma eine Einordnung und eine erweiterte Perspektive der Thematik der transgenerationalen Weitergabe von Kriegstraumatisierungen in Deutschland in einen größeren Gesamtzusammenhang und in das übergeordnete Weltgeschehen.

Wie wunderbar:
Draußen stehen wie drinnen,
begreifen und umgriffen werden,
schauen und das Geschaute sein,
halten und gehalten werden,
das ist das Ziel.[54]

Diese Verse des großen deutschen Mystikers Meister Eckhart weisen darauf hin, dass eine Sichtweise erst dann vollständig wird, wenn der Blick von außen ergänzt wird durch die Hinwendung nach innen. Eckharts Sicht entspricht meiner Erfahrung, ganz besonders bei diesem Buch. Es ist mir nicht möglich, die Arbeit von Bettina Alberti allein von »außen« zu würdigen, ohne gleichzeitig meine innere Betroffenheit mit zu reflektieren. Das liegt einerseits am Thema dieses Buches, aber auch an meiner Verbundenheit mit Deutschen, mit ihrer schuldhaft-leidvollen Geschichte und ihrem einzigartigen Potenzial. Die in den letzten beiden Weltkriegen verbrochenen Gräueltaten, insbesondere der ungeheuerliche Völkermord an sechs Millionen Juden, haben auf die deutsche Seele zurückgewirkt, ihre Genialität vergiftet und verschüttet. Das Potenzial wartet darauf, wieder zum Blühen zu kommen wie in den Zeiten der großen Mystiker, Dichter, Musiker, Philosophen und Wissenschaftler.

Im Blick auf unsere Zeitsituation, auf die bedrohlichen globalen sozialen, ökonomischen und ökologischen Probleme braucht es die befreite und erlöste Kraft aller Völker. Sie allein befähigt zu einem friedvollen, kooperativen Zusammenwirken der Nationen. Aus meiner Sicht kommt Deutschland in diesem Prozess eine führende Rolle zu, vorausgesetzt, Deutsche transformieren ihren persönlichen und kollektiven Schatten. Bettina Alberti leistet mit ihrem Buch einen wesentlichen Beitrag, in diese Bestimmung hineinzuwachsen.

Wenn ich in den vergangenen Jahren von der potenziellen Kernkompetenz der Deutschen in der Weltgemeinschaft sprach, erntete ich nicht nur bei Deutschen Ablehnung, manchmal sogar Entsetzen: »Wie kann sie nur nach all dem, was Deutsche im letzten Jahrhundert verbrochen haben!« Das Wort »führen« schien tabu, zu nah die Erinnerung an die Katastrophe, in die der blinde Gehorsam zu ihrem Führer Deutsche führte. Und trotzdem, ja vielleicht gerade weil sie den Schatten der Macht, den Machtmissbrauch in seinem ganzen Schrecken aus eigener Erfahrung kennen, könnten sie fähig werden, als Geläuterte diese Kraft neu zu leben. Führen in diesem Sinne hieße dann zuallererst »dienen«, sich und den anderen, in der Liebe zum Leben. Bevor dies gelingen kann, ist noch viel Arbeit zu leisten. Denn Kriege wirken in einzelnen Leben, in Familien, Gesellschaften und Völkern weiter, auch wenn die Waffen längst schweigen und Friedensabkommen die politische Zusammenarbeit zwischen den verfeindeten Nationen neu geregelt haben.

Als Schweizerin hatte ich keinen unmittelbaren Zugang zur Langzeitwirkung von Kriegstraumatisierungen. Mir fehlte die Erfahrung am eigenen Leib. Seit über 150 Jahren sind wir in der Schweiz verschont geblieben von kriegerischen Auseinandersetzungen, ausgenommen von einigen terroristischen Anschlägen vor der Abtrennung und Errichtung eines Landesteiles zu einem eigenständigen, neuen Kanton Jura mit eigenem Parlament und kantonaler Regierung. Ich war nicht nur verschlossen für das Leid der Deutschen nach Kriegsende. Bis zu meinem Studium war ich infiziert von einer negativen Grundstimmung unserem nördlichen Nachbarn gegenüber, die hieß: Dieses Volk hat großes Leid für Millionen von Menschen und über viele Länder gebracht, hüte dich vor ihnen!

Erstaunlicherweise hat die Begegnung mit jüdischen Freunden meine Distanzierung und Ablehnung gegenüber Deutschen aufbrechen lassen. Helga Aschaffenburg, eine Lehrtherapeutin, die Jahr für Jahr aus den USA in ihr Geburtsland zurückkehrte, um im Sommer in Seminaren an der Heilung der Wunden des Krieges mitzuwirken, forderte mich besonders heraus. Ihr verdanke ich eine Umkehr, die mich heute noch berührt: Die Verteufelung wandelte sich in eine engagierte Verbundenheit und herzliche Zuneigung. Inzwischen entwickelte ich einige tiefe Freundschaften zu deutschen Frauen und Männern. Sie lassen mich mit großer Offenheit teilhaben an der Aufarbeitung ihrer persönlichen und familiären Kriegsvergangenheit, die oft weiter zurückreicht als in den letzten Weltkrieg.

Helga öffnete mir die Augen für das Leid im sogenannten Tätervolk. Ich weiß, Verallgemeinerungen wie »Tätervolk« sind gefährlich, weil in der Generalisierung Deutsche eingeschlossen sind, die selbst Opfer des Naziterrors geworden sind. Ich verwende diesen Begriff hier trotzdem, weil ich in vielen Gesprächen erfahren musste, dass sich der Mantel der kollektiven Schuld über die meisten deutschen Seelen legte, auch wenn in der eigenen Familie Vorfahren lebten, die den Weg des Widerstandes gegen das totalitäre Regime gewählt hatten.

Der Schmerz der Täter ist tiefer vergraben als jener der Opfer. Dicht verriegelt in Schuld und Scham droht er an sich selbst zu ersticken, kippt in Arroganz oder erneute Aggression – Attribute, die ich in der Jugend oft im Zusammenhang mit deutschen Gästen im Hotel meiner Tante hörte. Die Panzerung verhindert zudem die lebendige Entfaltung des eigenen Wesens. Beim Schreiben dieser Zeilen sehe ich viele Deutsche vor mir, die mit depressiver Lähmung, latenter Wut und manchmal gestauter Aggression zu ringen haben.

Helga konfrontierte mich auch mit dem Schatten der Schweiz. Einige Jahre habe ich am Fuß des Berges Pilatus gelebt, der in der Nähe des geografischen Mittelpunktes der Schweiz steht. Ich solle verstehen lernen, welche Botschaft dieser Berg für mich und die Beziehung der Schweiz zur Völkergemeinschaft bereithält. Das war eine bittere und gleichzeitig heilsame Herausforderung. Pilatus wusch seine Hände in Unschuld, bevor er Jesus preisgab, was dem Todesurteil gleichkam. Wie viele Menschen wurden im Zweiten Weltkrieg an der Grenze zur Schweiz abgewiesen und in den sicheren Tod geschickt? Wie viele Menschen bleiben auch heute vor den unsichtbaren dicken Mauern an unserer Landesgrenze stehen und werden ihrem eigenen Schicksal überlassen? An die Möglichkeit, dabei schuldig zu werden, denkt auch heute kaum jemand.

Weil das Verhalten vieler Schweizer auch heute noch vom kollektiven Schatten bestimmt ist (ich nehme mich davon nicht aus), habe ich gerne die Anfrage von Bettina Alberti angenommen, für dieses Buch ein Nachwort zu schreiben. Es gibt mir die Möglichkeit, nicht nur ihre Arbeit aus der Perspektive einer Schweizerin wertzuschätzen, sondern meine Anteilnahme an der Heilung der Kriegswunden und mein Engagement in der Befreiung von Scham und Schuld zum Ausdruck zu bringen. Erlösung aus kollektiver Verstrickung gelingt letztlich erst auf der Basis von gegenseitigem Verzeihen.

Auf einer meiner Versöhnungsreisen in den Balkan nach dem Krieg besuchten wir ein Dorf in der Krajina. Der Dorfpräsident hatte ein Tagesprogramm für uns zusammengestellt. Auf der Besichtigungstour durch das wieder aufgebaute Dorf erzählte er die dunkle Geschichte der Kriegstage. Noch immer sehe ich den großen Mann vor uns stehen, stolz und bedrückt zugleich. An Geld mangle es nicht. Viele Spenden fließen, doch niemand kümmere sich um die im Krieg zerstörten und gebrochenen Herzen.

Der Krieg wirkt in Menschenleben weiter, auch wenn die Trümmer beseitigt, Häuser, Dörfer und Städte wieder aufgebaut sind. Im Krieg wird die Würde der Menschen mit Füßen getreten. Diese Verletzung trifft nicht nur die Opfer, sondern auch die Täter. Deshalb fehlt auch die not-wendende Kraft, die seelischen Trümmer wegzuräumen. Sie bleiben liegen und entwickeln sich zu einem inneren Panzer – einem seelischen Gefängnis. Die Folgen für Beziehungen sind tragisch. Geborgenheit, liebevolle Zuwendung, im Vertrauen gegründete Zugehörigkeit und Mitgefühl – Qualitäten einer gelungenen, lebendigen Beziehung – scheinen für immer verloren. Die seelische Last unverarbeiteter Kriegstraumata vergräbt unter sich zudem die Freude am Leben, am eigenen Sein, an den Talenten. Stolz an der eigenen Familie und ihrer Tradition wie auch an der eigenen Nation darf nicht mehr sein, denn er ist zu gefährlich.

Mit Dankbarkeit weiß ich um die Arbeit von Bettina Alberti und vieler anderer Deutscher. Als Therapeutin spürt sie den Geschichten der gebrochenen Herzen nach. Leserinnen und Leser sind eingeladen, ihre eigene Geschichte wieder zu erinnern. Viele persönliche Zeugnisse, die in diesem Buch dokumentiert sind, regen dazu an. Auf der Spurensuche, in der mitfühlenden Annahme dessen, was war, können Menschen sich wieder aufrichten – wird aus dem gebrochenen Herzen endlich ein ganzes. Der Weg ist freigelegt, auf dem Schuld versöhnt wird und Wunden sich endlich schließen und heilen können. Die in den Schrecken des Krieges verloren gegangene Seele wird wiedergefunden, innere Würde, Glück und Freude am Leben werden neu erfahrbar. Und – schließlich wird es möglich, einen gesunden Stolz zu entwickeln, Bürgerin und Bürger Deutschlands zu sein. Dies ist ein wesentlicher Schritt, um die eigene, einzigartige Persönlichkeit in ihrer Fülle entfalten zu können. Er ist ebenso Voraussetzung, um die Berufung Deutschlands in der Völkerfamilie mit Dynamik, Kraft und Demut zu verkörpern und zu realisieren.

Möge dieses Buch viele offene Hände und Herzen finden. Dann wird aus Schuld und Scham eine Kraft geboren, die versöhnend und heilend wirkt und so zur Lichtspur in eine friedvollere, gerechtere Zukunft wird.

Dr. Anna Gamma
Zen-Lehrerin und Leiterin des Lassalle-Instituts in Bad Schönbrunn/Schweiz (www.lassalle-institut.org)

Anmerkungen

1 *Das Wunder von Bern* ist ein Film von Sönke Wortmann aus dem Jahr 2003, der die Geschichte von Deutschlands unerwartetem Sieg bei der Fußballweltmeisterschaft 1954 in der Schweiz (das sogenannte Wunder von Bern) erzählt. Darüber hinaus beschreibt der Film die Schwierigkeiten eines heimgekehrten Kriegsgefangenen, der sich in seinem alten Leben nicht mehr zurechtfindet, parallel zum deutschen Erfolg in der Schweiz aber seinem Sohn und seiner Familie wieder näherkommt. *Das Wunder von Bern* ist ein Porträt des Nachkriegsdeutschlands und hat auch Menschen begeistert, die sich nicht für Fußball interessieren. Mit über 3,6 Millionen Kinobesuchern handelt es sich um den zweiterfolgreichsten deutschen Kinofilm des Jahres 2003.

2 *Teufelsbraten* ist ein zweiteiliger Fernsehfilm von Hermine Huntgeburth aus dem Jahr 2007, der in der Zeit von 1951 bis 1962 spielt. Der Film ist eine charakteristische soziale Milieustudie der Zeit des Wirtschaftswunders.

3 Das deutsche Nachkriegsdrama *Deutschland bleiche Mutter* von Helma Sanders-Brahms wurde 1980 uraufgeführt.

4 *Die Brücke* ist ein Antikriegsfilm von Bernhard Wicki aus dem Jahre 1959.

5 Gottfried Fischer/Peter Riedesser: *Lehrbuch der Psychotraumatologie*, Stuttgart: UTB, 4., aktual. u. erw. Aufl. 2009

6 Gottfried Fischer: *Neue Wege aus dem Trauma. Erste Hilfe bei schweren seelischen Belastungen*, Düsseldorf: Walter, 5. Aufl. 2003

7 Luise Reddemann: *Psychodynamisch Imaginative Traumatherapie. PITT-Manual*, Stuttgart: Klett-Cotta, 5., erw. Aufl. 2008

8 Ulrich Sachsse: *Traumazentrierte Psychotherapie. Theorie, Klinik und Praxis*, Stuttgart: Schattauer 2004

9 Michaela Huber: *Trauma und die Folgen. Trauma und Traumabehandlung*, Paderborn: Junfermann, 4. Aufl. 2009

10 Ludwig Janus (Hrsg.): *Geboren im Krieg. Kindheitserfahrungen im 2. Weltkrieg und ihre Auswirkungen*, Gießen: Psychosozial 2006

11 Vortrag von Ulrich Sachsse im Rahmen der Lindauer Psychotherapiewochen 2006

12 Von Michael Meaney wurde dazu eine Forschungsstudie über transgenerationalen Stress und Stressabbau während der Lindauer Psychotherapiewochen 2009 vorgestellt. Eine ältere Studie desselben Autors zu diesem Thema erschien bereits 2001: »Maternal Care, Gene Expression and Transmissional Effects in Stress Reactivity«, in: *Annual Journal of Neuroscience* 2001

13 *Süddeutsche Zeitung* vom 14./15. Februar 2009

14 Hier zitiert aus dem Eröffnungsvortrag des Kongresses »Beseelte Psychotherapie und Medizin« der Akademie Heiligenfeld 2009

15 Die Quäker sind eine Religionsgemeinschaft christlichen Ursprungs und unter dem Namen »Die Religiöse Gesellschaft der Freunde« vor allem im englischsprachigen Raum aktiv.

16 Hilke Lorenz: *Kriegskinder. Das Schicksal einer Generation*, Berlin: Ullstein-TB 2005

17 Zitiert in: Hilke Lorenz: *Kriegskinder*, a.a.O.

18 Ebd., S. 23

19 Ebd., S. 54

20 Hans Erich Nossack: *Der Untergang*, Frankfurt/M.: Suhrkamp, 6. Aufl. 2003

21 Gottfried Fischer/Peter Riedesser: *Lehrbuch der Psychotraumatologie*, a.a.O.

22 Weltgesundheitsorganisation: *Internationale Qualifikation psychischer Störungen. ICD-10*, Bern: Hans Huber 2004/2005

23 Zitiert in: Hilke Lorenz, *Kriegskinder*, a.a.O., S. 11 f.

24 Gregor Dill: *Nationalsozialistische Säuglingspflege. Eine frühe Erziehung zum Massenmenschen*, Stuttgart: Enke 1999

25 Johanna Haarer: *Die deutsche Mutter und ihr erstes Kind*, München: J. F. Lehmanns 1934, S. 169 f.

26 Johanna Haarer: *Unsere kleinen Kinder*, München: J. F. Lehmanns 1936, S. 194

27 Johanna Haarer: *Die deutsche Mutter und ihr erstes Kind*, a.a.O., S. 265

28 Rainer Maria Rilke: »Der Knabe«, in: Rainer Maria Rilke: *Gedichte*, Stuttgart: Philipp Reclam jun. 1997

29 Zitiert in: Gregor Dill: *Nationalsozialistische Säuglingspflege*, a.a.O., aus: Hans-Jochen Gamm (Hrsg.): *Führung und Verführung. Pädagogik des Nationalsozialismus*, München: List 1964, S. 327

30 Zitiert in: Gregor Dill: *Nationalsozialistische Säuglingspflege*, a.a.O., aus: Hans-Jochen Gamm (Hrsg.): *Führung und Verführung*, a.a.O., S. 293 ff.

31 Ebd.

32 Zitiert in: Gregor Dill: *Nationalsozialistische Säuglingspflege*, a.a.O., aus: Karl-Heinz Janke/ Michael Buddrus: *Deutsche Ju-*

gend 1933–1945. Eine Dokumentation, Hamburg: VSA 1989, S. 104

33 Gabriele Rosenthal: »Transgenerationale Folgen von Verfolgung und Täterschaft. Familien von Shoah-Überlebenden und von Nazi-Tätern«, in: Annette Streeck-Fischer/Ulrich Sachsse/Ibrahim Özkan/ (Hrsg.): *Körper – Seele – Trauma. Biologie, Klinik und Praxis*, Göttingen: Vandenhoeck & Ruprecht 2001, S. 174 ff.

34 Anne Wilson Schaef: *Im Zeitalter der Sucht. Wege aus der Abhängigkeit*, München: dtv 1997

35 Zitiert in einem Vortrag von Jan Philipp Reemtsma: »Gewalt und Vertrauen«, Eröffnungsvortrag auf den Lindauer Psychotherapiewochen 2009

36 Ebd.

37 Zitat aus: Sigrid Chamberlain: *Adolf Hitler, die deutsche Mutter und ihr erstes Kind. Über zwei NS-Erziehungsbücher*, Gießen: Psychosozial, 2. Aufl. 2000, S. 15

38 Margret Rueffler: *Das schlafende Potenzial einer Nation. Deutschland – eine psychopolitische Fallgeschichte*, Staefa: PsychoPolitical Peace Press 2004, S. 85

39 Gabriele Rosenthal: »Transgenerationale Folgen von Verfolgung und Täterschaft«, a.a.O., S. 174 ff.

40 Ebd.

41 Ebd.

42 Text: Klaus Hoffmann

43 »Sonderzug nach Pankow« (Original: »Chatta Nooga Choo Choo«): Musik: Harry Warren; Text: Mack Gordon; Deutscher Text: Udo Lindenberg; © by EMI Catalogue Partnership/EMI Feist Catalog Inc.; Rechte für Deutschland/Österreich/Schweiz: EMI Partnership Musikverlag GmbH

44 Margret Rueffler: *Das schlafende Potenzial einer Nation*, a.a.O., S. 58

45 Der Spielfilm *Schindlers Liste* von Steven Spielberg stammt aus dem Jahre 1993.

46 Das Holocaust-Drama *Der Pianist* von Roman Polanski kam 2002 in die Kinos.

47 Die FDJ (Freie Deutsche Jugend) war die staatliche Jugendorganisation der DDR.

48 Zitiert aus: Khalil Gibran: *Worte für jeden Tag*, Gütersloh: Gütersloher Verlagshaus 2002

49 Sabine Bode: *Die vergessene Generation. Die Kriegskinder brechen ihr Schweigen*, München: Piper, 14. Aufl. 2010; Sabine Bode: *Die deutsche Krankheit – German Angst*, München: Piper 2008

50 Prof. Dr. med. Michael Ermann arbeitet an der Ludwig-Maximilians-Universität München am Projekt »Kriegskindheit« (www.kriegskindheit.de).

51 Alice Miller: *Das Drama des begabten Kindes und die Suche nach dem wahren Selbst*, Frankfurt/M.: Suhrkamp, 25. Aufl. 2008

52 Alexander und Margarete Mitscherlich: *Die Unfähigkeit zu trauern. Grundlagen kollektiven Verhaltens*, München: Piper, 21. Aufl. 2009

53 Rainer Maria Rilke: *Sämtliche Werke*, Frankfurt/M.: Insel 1955

54 Dieses Gedicht ist zitiert aus: P. Ermin Döll/Sieglinde Hoffmann: *Der Weg des Meisters II. Texte aus Meister Eckehart, Johannes Tauler und der deutschen Mystik*, Dietfurth: Meditationshaus St. Franziskus 1988

Bibliografie

Weiterführende und verwendete, aber nicht zitierte Literatur- und sonstige Dokumentationsquellen:

Alberti, Bettina: *Die Seele fühlt von Anfang an. Wie pränatale Erfahrungen unsere Beziehungsfähigkeit prägen. Mit einem Vorwort von Ludwig Janus*, München: Kösel, 4. Aufl. 2010

»Anleitung zur Kaltherzigkeit«: Interview mit Sigrid Chamberlain in: *Publik-Forum*, Nr. 10/2008

Anonyma – Eine Frau in Berlin: Das 2008 verfilmte Buch einer Berliner Journalistin thematisiert die Vergewaltigung durch Soldaten der Roten Armee. Das in den 50er-Jahren erstmals veröffentlichte Buch wurde 2003 neu aufgelegt und ist jetzt erhältlich als Taschenbuch im Verlag btb (München 2008). Laut *FOCUS online* (2008) beschäftigt sich darüber hinaus ein Forschungsprojekt der Universität Greifswald mit den posttraumatischen Folgen der Vergewaltigungen durch die sowjetischen Besatzungssoldaten am Ende des Zweiten Weltkriegs.

Bastian, Till: *Das Jahrhundert des Todes. Zur Psychologie von Gewaltbereitschaft und Massenmord im 20. Jahrhundert*, Göttingen: Vandenhoeck & Ruprecht 2000

Busse, Stefan: *Psychologie in der DDR. Die Verteidigung der Wissenschaft und die Formung der Subjekte*, Weinheim: Beltz 2004

Charisius, Hanno: »Die Kinder des Krieges erinnern sich«, in: *Süddeutsche Zeitung Wissen*, November 2008

Darchinger, Josef Heinrich: *Wirtschaftswunder. Deutschland nach dem Krieg 1952–1967*, Köln: Taschen 2008

Endres, Manfred; Biermann, Gerd (Hrsg.): *Traumatisierung in Kindheit und Jugend*, München: Ernst Reinhardt, 2., erw. Aufl. 2002

Geyer, Michael: »Zur Situation der Psychotherapie in der ehemaligen DDR«, in: Tress, Wolfgang; Esch, Angelika: *Psychosomatische Medizin und Psychotherapie in Deutschland*, Göttingen: Vandenhoeck & Ruprecht 1997

Heinl, Peter: *Maikäfer flieg, dein Vater ist im Krieg … Seelische Wunden aus der Kriegskindheit*, München: Kösel, 6. Aufl. 2008

Jagielski, Jan; Szapiro, Pawel; Grupinska, Anka: *Das Warschauer Getto*, Marki: Parma Press 2006

Jellouschek, Hans; Schellenbaum, Peter; Wilber Ken: *Was heilt uns? Zwischen Spiritualität und Therapie*, Freiburg: Herder, 3. Aufl. 2008 (hrsg. von Michael Seitlinger)

Meerbaum-Eisinger, Selma (1942 mit 18 Jahren nach ihrer Deportation in das Arbeitslager Michailowska gestorben): *Ich bin in Sehnsucht eingehüllt. Gedichte*, hrsg. von Jürgen Serke, Hamburg: Hoffmann und Campe 2005; vertont und gesungen von Sarah Connor, Xavier Naidoo, Yvonne Catterfeld u.a. auf der gemeinsamen CD *Selma – In Sehnsucht eingehüllt* (Ariola)

Müller-Hohagen, Jürgen: *Verleugnet, verdrängt, verschwiegen. Seelische Nachwirkungen der NS-Zeit und Wege zu ihrer Überwindung*, München: Kösel 2005

NDR-Dokumentation vom 14. Juli 2009: Teil 1: »Der Hamburger Feuersturm 1943«, Teil 2: »Brandnarben«, abrufbar unter NDR-Mediathek (www.ndr.de)

Pelc, Ortwin (Hrsg.): *Kriegsende in Hamburg. Eine Stadt erinnert sich*, Hamburg: Ellert & Richter 2005

Sielaff, Ingo: *Wir vom Jahrgang 1960 – Kindheit und Jugend*, Gudensberg: Wartberg, 4. Aufl. 2005

Szpilman, Wladyslaw: *Der Pianist. Mein wunderbares Überleben. Buch zum Film*, Berlin: Ullstein-TB 2002

Ustorf, Anne-Ev: *Wir Kinder der Kriegskinder. Die Generation im Schatten des Zweiten Weltkriegs*, Freiburg: Herder 2010

Praxisanschrift der Autorin

Bettina Alberti
Psychologische Praxengemeinschaft Meesenring
Meesenring 2
23566 Lübeck
Tel.: 0451/62 26 08
Fax: 0451/6 42 55
E-Mail: alberti@t-online.de
www.koerpertherapie-luebeck.de

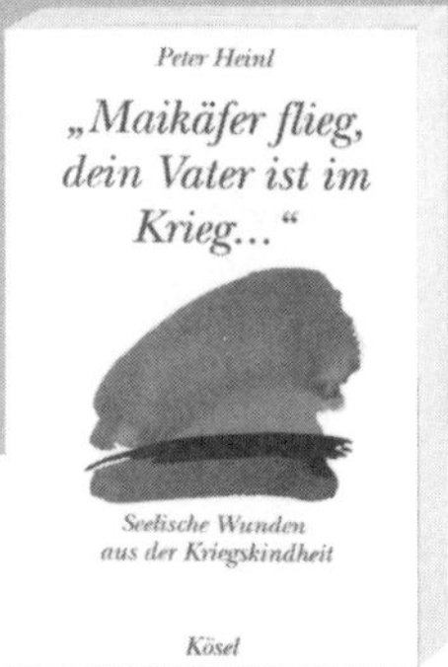

Peter Heinl
„Maikäfer flieg, dein Vater ist im Krieg…“
Seelische Wunden aus der Kriegskindheit
Kösel

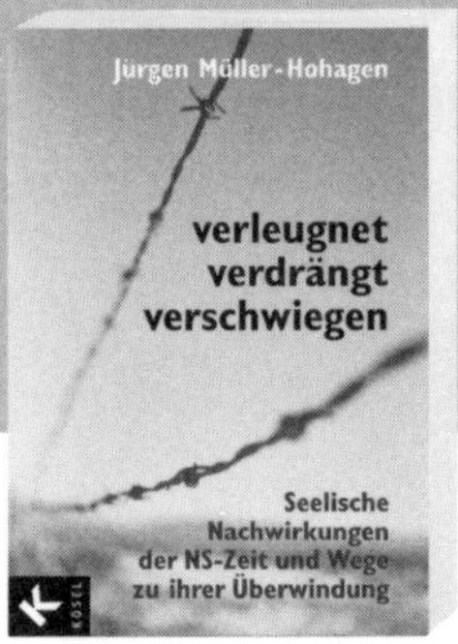

Jürgen Müller-Hohagen
verleugnet verdrängt verschwiegen
Seelische Nachwirkungen der NS-Zeit und Wege zu ihrer Überwindung
KÖSEL

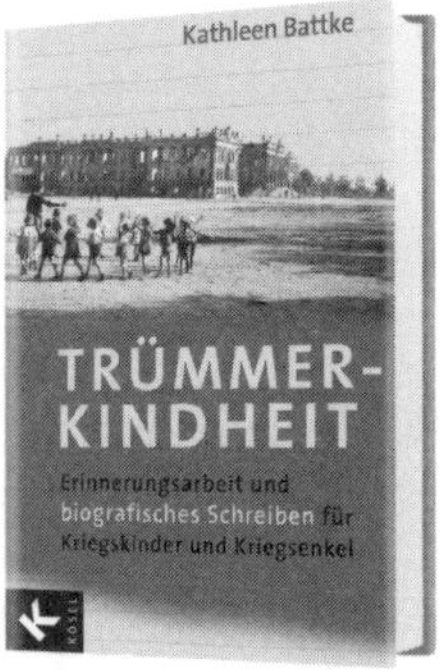

Kathleen Battke
TRÜMMER-KINDHEIT
Erinnerungsarbeit und biografisches Schreiben für Kriegskinder und Kriegsenkel
KÖSEL